마흔을 완성하는
남자의 완벽한 슈트핏

마.흔.을. 완.성.하.는

남자의 완벽한 슈트핏

조민해 지음

아이콘
북스

멋지게 나이 들 당신에게

사람은 예외 없이 모두 나이를 먹습니다. 체력이 떨어지고 호르몬 감소로 인해 체내 단백질이 줄어 근육량이 적어지게 됩니다. 근육량 감소는 기초 대사량 저하로 이어지고 그 전과 같은 양의 식사를 하더라도 살이 찌게 됩니다. 이는 신체노화의 일부분입니다.

그런데 이러한 신체노화의 시간흐름은 모든 분에게 동일하지 않습니다. 시간의 흐름을 거스를 수는 없지만 신체의 시간흐름을 다르게 설정하여 좀 더 느리게 만들 수는 있습니다. 이를 신체노화 지연이라고 합니다. 또한 우리는 신체노화 지연이라는 선택지에서 더 나아가 보기 좋은 몸매를 만들어야 합니다. 우리의 몸은 참으로 정직합니다. 신체노화를 지연시키고 몸매를 관리하는 일에 신비로운 비법이나 운이 들어설 필요는 없습니다. 우리 몸을 아끼고 꾸준히 관리하는 시간과 노력에 비례해서 이후 다가올

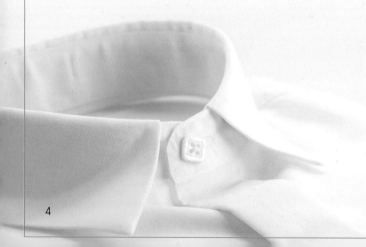

노화를 늦추고 나아가 매력적인 몸을 만들 수 있습니다. 마흔 이후 라이프스타일에서 관리가 중요한 일부가 될 때 의미 있는 결과에 닿을 수 있습니다.

이러한 과정을 좀 더 지속적이고 효과적으로 수행하기 위해서는 마흔에게 맞는 올바른 식단과 운동에 대한 목표설정이 필수입니다. 우리가 설정할 목표는 '핏'을 살려주는 몸매입니다. 매스컴에 자주 비춰지는 근육질 몸매는 우리가 설정하게 될 목표가 아닙니다. 근육질 몸매를 만들려 하면 40년 동안 밤낮으로 사용하느라 지치고 망가진 신체에 무리를 주게 됩니다. 때문에 무리가 가지 않고 오랫동안 지속할 수 있는 식단과 운동법을 선택하셔야 합니다. 그것이 바로 '핏'을 살려주는 식단과 운동법입니다.

핏이 사는 몸매란 자세가 바르고, 마른 느낌은 있지만 볼륨감은 살아있는 몸매를 의미합니다. 이런 몸매는 비교적 자유로운 식단과 낮은 운동 강도만으로도 만들 수 있습니다. 그렇기 때문에 장기간 진행하기에 부담이 없습니다. 장기적으로 진행할 수 있다는 것은 우리가 만든 몸매를 오랫동안 유지할 수 있다는 청신호이며 계속적으로 신체노화를 지연해나갈 수 있는 방법입니다.

이 책은 마흔에게 하나의 '멋'을 찾아드리기 위한 것입니다. 또한 마흔에게 가장 의미 있는 몸매를 만들어줄 단 한 권의 책이기도 합니다. 이 안에는 마흔 언저리의 평범한 남성이 완벽한 슈트핏으로 거듭나기 위한 식단과 운동법이 담겨 있습니다. 여기서 완벽한 슈트핏이란 조각 같은 근육질로부터 나타나는 핏을 말하지 않습니다. 말 그대로 슈트가 잘 어울리는 핏을 의미합니다. 슈트가 잘 어울리는 핏을 만들려면 나름의 특별한 방법을 동원해야 합니다. 그러나 절대 어렵지 않습니다. 평상시 운동보다 다양하고 체계적일 뿐 실행하기에 부담감은 없습니다.

앞으로 소개할 여러 가지 관리방법들 중에서 각자의 체형에 따라 비중을 둬야 할 부분이 다를 겁니다. 자신이 비중을 두고 해야 할 부분을 확인하시고 실천하시기 바랍니다. 가이드라인만 잘 따라준다면 여러분들 모두 멋진 슈트핏을 어렵지 않게 만들 수 있습니다. 평범한 우리 모두 가능합니다.

조민해

Contents

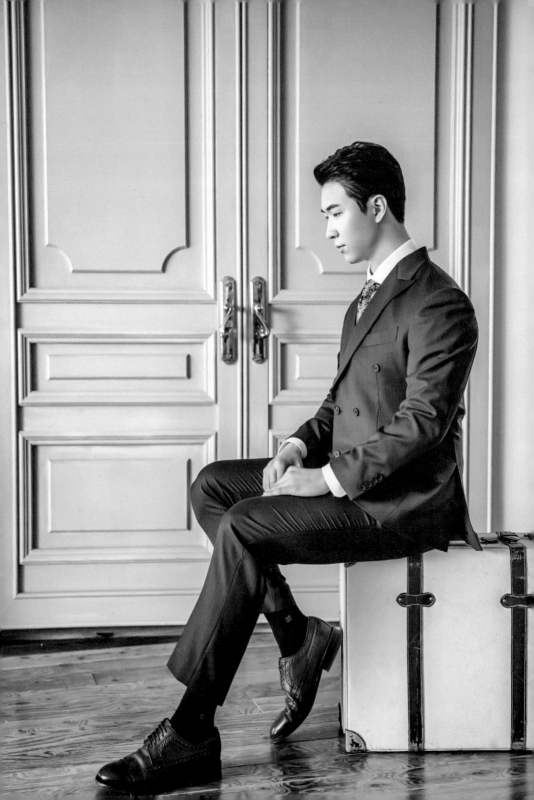

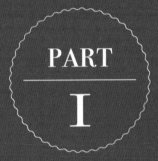

PART

I

마흔, 슈트핏을 살려라

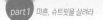

마흔 남자,
체력을 키워야 할 때

마흔 언저리의 남자라면 체력이 떨어지고 있음을 실감하실 겁니다. 예전 같지 않은 체력으로 인해 조금만 움직여도 쉽게 피로함을 느끼게 됩니다. 35세를 전후로 인간은 신체기능을 서서히 잃어가기 시작합니다. 하지만 이를 피로 등으로 느끼기 시작하는 것은 보통 40대 이후부터입니다.

여기서 짚고 넘어가야 할 것은 신체기능이 저하됨에 따라 체력이 떨어지고 피로를 쉽게 느끼게 되지만, 우리 마음은 아직 젊었을 때의 체력에 맞춰져 있다는 겁니다. 그렇기 때문에 이를 받아들이지 못하고 극복하려 하다간 오히려 체력을 더 소비하게 되어 결국에는 일상생활뿐 아니라 업무 능률도 떨어지게 됩니다. 게다가 피로와 동반하여 불면증, 두통, 기억력 감퇴 등이 나타날 수도 있습니다. 이를 회복하기 위해서는 3개월 이상의 충분한 휴식이 필요하며 이때 몸이 원하는 대로 하는 것이 매우 중요합니다. 피로감을 느낀다면 쉬고, 졸린다면 수면을 취해주는 것이 바람직합니다.

체력이 떨어지는 이유로는 신체기능 저하 이외에도 운동 부족과 영양 불균형에서 그 원인을 찾을 수 있습니다. 그러나 이 두 가지는 온전히 의지 부족으로 인해 발생합니다. 지금은 누구나 쉽게 운동을 접할 수 있고 어렵지 않게 식단을 관리할 수 있는 시대입니다. 여러 종류의 운동시설들이 곳곳에 자리하고 있으며, 그에 따라 이제는 누구나 자신이 원하는 운동을 집 근처에서 할 수 있게 되었습니다. 뿐만 아니라 시간에 구애받지 않도록 24시간 운영하는 곳도 있으며 집에서도 운동할 수 있도록 다양한 운동 영상들이 업로드되어 있습니다.

영양적 측면도 마찬가지입니다. 가까운 마트만 들러도 영양가 풍부한 식재료들이 넘쳐나고 심지어 인터넷을 통한 간단한 주문도 가능합니다. SNS와 블로그에서도 지금 당장 따라 할 수 있는 올바른 식단과 요리법들을 어렵지 않게 찾을 수 있습니다. 스스로 조금만 신경 쓰고 관리한다면 충분히 균형 잡힌 식사를 할 수 있는 환경입니다. 이러한 호화로운 상황 속에서 체력을 관리하지 않는다면 의지 부족이라고밖에 생각할 수 없습니다.

만약 현재 의지가 불타오르지 않는 당신이라면 꼭 이 말씀을 드리고 싶습니다. 바로 지금과 앞으로의 평균수명에 대한 내용입니다. 현재 평균수명이 80세를 웃돌고 앞으로 120세 시대가 도래합니다. 이러한 상황에서 마흔에 벌써 체력저하로 인한 피로함을 호소한다면 앞으로가 걱정 됩니다. 체력이 계속적으로 떨어지는 것을 간과하다가는 걷잡을 수 없게 됩니다. 시간이 흘러 50세, 60세가 되었을 때 지금 정도의 체력이라도 유지하기 위해서는 관리해야만 합니다.

그러나 관리를 시작한다고 해도 그게 단기적으로 행해지는 관리라면 효과를 보기란 어렵습니다. 꼭 지속성을 띠어야 합니다. 물론 단기적인 관리를 통해서도 효과를 볼 수는 있겠지만 지속성이 떨어진다면 다시 원점으로 돌아가게 됩니다. 처음 지점에서 다시 시작하기를 몇 차례 반복하다 보면 의지가 약해지고, 그러다 관리에 손을 떼게 되면 체력은 걷잡을 수 없이 떨어지게 됩니다. 여러분의 노력은 일회성이 아닌 장기적으로 이루어져야 합니다.

마흔부터 달라지는
내 몸의 변화

나이를 한 살 두 살 먹을수록 신체가 조금씩 변해간다는 것은 누구나 인지하고 있습니다. 그리고 그 변화를 체감하는 나이는 평균적으로 마흔입니다. 마흔의 남자라면 배가 나오는 것이 가장 눈에 띄는 신체 변화일 겁니다. 상담 시에도 복부비만에 대한 내용이 끊이지 않습니다. 보통 이 나이 때 하시는 말씀이 "배만 좀 들어갔으면 좋겠어요"입니다. 자신의 몸매기준이 상당히 낮아져 있음을 알 수 있습니다. 결혼을 하지 않은 분이라면 그나마 낫겠지만, 결혼한 지 오랜 시간이 지났다면 이것은 당연한 결과일 겁니다. 반복되는 업무와 일상생활이 몸매기준을 낮춘 원인일 겁니다. 하지만 이 상태로 자기 관리에 대한 성찰 없이 계속해서 같은 날들이 반복된다면 몸 상태는 점점 안 좋아질 수밖에 없습니다.

여기서 생각해보아야 할 것이 있습니다. 배가 왜 나오는지, 그 근본적인 이유 말입니다. 복부비만은 어찌 보면 빙산의 일각입니다. 인지하지 못하고 있는 부분에서는 엄청난 일들이 벌어지고 있습니다.

생명을 유지하는 데 필요한 최소한의 에너지량을 기초대사량이라고 합니다. 더 알아듣기 쉽게 얘기하자면 움직이지 않고 가만히 있는 상태에서 소모되는 에너지를 기초대사량이라고 합니다. 기초대사량은 20세가 넘어가면서 매년 1~2% 정도씩 줄어들게 됩니다. 절대 작은 양이 아닙니다. 이는 기초적인 생명활동에 필요한 심장박동, 호흡, 체온유지 등과 같은 신진대사가 떨어짐과 동시에 가만히 있을 때 소모되는 칼로리가 적어짐을 의미합니다. 즉 나이가 들면 그 전에 비해 살이 찌는 체질로 점점 변해간다는 말입니다. 활동량과 식사량에 차이가 없는데도 매년 조금씩 살이 찌는 이유는 기초대사량 감소에서 찾을 수 있습니다. 흔히들 이를 나잇살이라고 합니다. 그리고 이를 극복하기 위해서는 운동을 통해 근육량을 증가시켜 기초대사량을 끌어올려야 합니다. 그러면 자연히 살이 덜 찌는 체질로 바뀌게 됩니다.

게다가 마흔이면 보통 직장에 다니고 앉아서 장시간 생활을 하며 외식과 술자리가 잦습니다. 앉아서 장시간 생활하게 되면 활동량이 줄어 에너지 소비량이 줄게 되고, 외식과 술자리에서 먹는 음식물은 하루 칼로리 소비량을 쉽사리 넘어섭니다. 가끔씩 집어 먹는 조그마한 과자들도 한몫을 합니다. 이렇게 살이 찌게 되는 것입니다. 또한 직장 내에서의 구부정한 자세도 기초대사량을 낮추는 데 기여합니다. 바른 자세의 중요성은 인지하고 계셨겠지만 나쁜 자세가 기초대사량을 낮출 수 있다는 것은 인지하지 못했을 겁니다.

　이렇게 놓치고 있는 원인들이 하나하나 더해지면서 체내의 지방이 증가하고 결국 비만에 이르게 됩니다. 물론 마른 비만도 이에 포함됩니다. 이를 방지하기 위해서는 이러한 원인들을 줄여나가고 내 신체의 변화를 받아들이며 이를 늦추기 위해 필요한 식단과 운동을 병행해주어야 합니다. 그러면 다가올 앞으로의 더 큰 변화들도 늦출 수 있습니다.

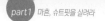

슈트는
남자를 완성시킨다

의류의 종류는 편안한 차림인 추리닝부터 멋스러운 패션인 슈트에 이르기까지 정말 다양합니다. 그 다양한 종류의 의류 중에서 슈트는 남자를 빛나게 해줄 단연 최고의 아이템입니다. 남자가 어떤 복장을 했을 때 가장 눈길이 가고 멋있어 보이는지 생각해보면, 첫 번째로 떠오르는 것이 바로 슈트입니다. 슈트는 상의와 하의가 같은 천으로 만들어진 한 벌의 양복을 말합니다. 착용했을 때 점잖은 느낌이 나며 격식을 갖춘 분위기를 연출합니다. 중요한 자리에 가게 될 경우 옷장에서 주저 없이 슈트를 꺼내 입게 되는데 그만큼 잘 갖춰진 복장이기 때문입니다. 몸에 잘 맞도록 멋지게 차려입은 남자의 슈트패션은 언제 봐도 매력적입니다.

그러나 이러한 멋스러움과는 상반된 부분이 존재합니다. 바로 슈트는 불편하다는 겁니다. 현재 다양한 종류의 원단이 개발되었고 의류를 제작하는 기술 또한 상당히 높아졌습니다. 그에 따라 슈트의 착용감이 전에 비해 많이 편안해졌습니다. 그러나 아직까지는 다른 복장에 비해서 확실히 불편한 것이 사실입니다. 특히 평소에 슈트를 잘 입지 않는 분이라면 불편함이 더할 것입니다. 큰 동작을 할 때 움직이는 범위에 제약이 생기게 되고 자칫 민망한 상황을 연출할 수도 있습니다. 이처럼 갖춰 입으면서 편한 착용감을 바라기란 어렵습니다. 그렇지만 슈트는 이러한 불편함을 감수하기 때문에 더 멋스러운 것입니다.

대한민국의 남자들이 슈트와 유사한 복장을 처음 하게 되는 나이는 보통 한국 나이로 14세 때입니다. 14세에는 중학교에 입학하는 동시에 교복이라는 복장으로 등하교를 하게 됩니다. 그 전까지는 사복을 입다가 갑작스럽게 교복을 매일 입다 보면 기분이 영 어색하고 불편합니다. 교복을 살펴보면 모든 교복이 슈트처럼 상하의가 같은 천으로 되어 있지 않습니다. 하지만 확실히 슈트와 흡사합니다. 게다가 슈트와 마찬가지로 단정할 뿐 아니라 격식을 갖춘 복장이며 사복과는 다른 학생다운 실루엣이 연출합니다. 그렇게 중학교 1학년부터 고등학교 3학년까지 6년간 주로 교복을 입으며 생활하게 됩니다.

그 후로는 대학교에 들어가 졸업하기 전까지 대개 슈트 한 벌 정도 갖추게 됩니다. 그리고 직장에 들어가 사회생활을 하면서 몇 개의 슈트를 더 사게 됩니다. 직장의 특성상 슈트를 자주 입지 않을 수도 있지만 격식을 갖춰야 하는 자리에서 슈트는 항상 우리를 빛내줍니다. 우리가 현대 사회를 살아가는 한 슈트는 빼놓을 수 없는 중요한 의류임에 틀림없습니다.

남자들은 한번쯤 자신의 멋진 슈트핏을 갈망합니다. 물론 슈트는 그 자체만으로도 충분히 멋진 의류이기 때문에 입는 것만으로도 우리의 모습을 한층 더 멋지게 해줍니다. 뚱뚱한 분이라도 체형에 맞게 슈트를 맞춘다면 확실히 다른 옷들에 비해 태가 납니다. 여기에 몸매까지 만든다면 날개를 다는 격입니다.

남자의 완성은 슈트라고 하지만, 슈트를 완성시키는 것은 바로 우리의 몸매입니다. 지금 만약 거울 속에 비친 모습이 자신이 원하는 모습과 이질적인 형상을 띠고 있다면 그 모습을 부정하십시오. 그것이 변화의 시작입니다. 슈트와 어울리는 몸을 만드는 것은 단순히 근력운동으로만 되는 것이 아닙니다. 하나의 측면에서 집중적으로 접근하는 것이 아니라 여러 측면에서 다양하게 접근해야 이상적인 슈트핏 몸매를 만들 수 있습니다. 이상적인 몸매를 만들고 그 몸에 슈트를 입혀 멋진 남자를 완성시키십시오.

슈트핏을 살리려면
무엇부터 시작해야 할까?

핏을 살리기 위해 가장 먼저 해야 할 일은 바로 바른 자세를 취하는 것입니다. 슈트에 태를 살려주는 가장 기본적인 요소는 바른 자세입니다. 한순간 무심코 취한 바른 자세가 우리를 순간 더 매력적으로 만들곤 합니다. 우연히 거울을 보다가 구부정한 자신의 모습을 보고 자세를 바르게 고쳐본 적이 있을 겁니다. 이때 바르게 자세를 취하는 것만으로도 우리의 실루엣이 살아나는 것을 확인할 수 있습니다. 우리는 이미 우리를 멋지게 만들어줄 바른 자세를 알고 있습니다.

"어깨 좀 펴고 다녀라." 이 말을 누구나 한번쯤 들어보셨을 겁니다. 생각 없이 흘려보낼 수 있는 말이지만 깊이 생각해보면 그 안에서 뜻을 엿볼 수 있습니다. 어깨를 펴면 자연스럽게 등이 펴지고 목이 당겨집니다. 다시 말해 바른 자세를 취하게 되는 겁니다. 간단한 한마디지만 이 말을 듣고 잘 지키기 위해 노력했다면 지금보다 보기 좋은 자세가 되었을 겁니다.

하지만 몇 번 의식하여 바른 자세를 취하는 것도 잠깐입니다. 순간적으로 바른 자세를 만드는 일은 그리 어렵지 않지만 그 자세를 계속적으로 취하는 일은 상당히 불편함을 동반하게 됩니다. 그래서 결국 다시 구부정한 자세로 돌아가게 됩니다. 우리의 몸이 이미 구부정한 자세에 적응되어 있는 것입니다. 그리고 그 자세가 편하다고 느끼고 있는 상태입니다. 바른 자세가 익숙해지지 않고 그저 한순간 멋져 보이는 자세로 끝나면 안 됩니다. 여기서 필요한 것이 있습니다. 바로 지속력입니다. 지속적으로 바른 자세를 취하다 보면 그 자세에 익숙해지고 편안해집니다. 우리의 몸이 그 자세에 적응하게 되는 것입니다. 이렇게 되면 우리가 신경 쓰지 않는 무의식의 순간에도 바른 자세를 취하게 됩니다. 이 단계까지 가게 된다면 더 할 나위 없이 좋을 겁니다. 대략 6개월간 이러한 노력이 지속된다면 자세가 매우 개선될 것입니다.

그런데 여기서 한 가지 짚고 넘어가야 할 것이 있습니다. 이러한 바른 자세를 계속해서 다잡으려고 한다면 너무 많이 신경을 쓰게 됩니다. 직장에서 근무를 하다가 자세가 구부정한 것을 인지하고 바르게 고치려고 할 때 당연히 일의 집중력은 떨어지게 됩니다. 일의 효율을 떨어뜨리면서까지 바른 자세를 취할 필요는 없습니다. 일하기도 바쁜 마흔에게 바른 자세는 어찌 보면 사치라고 생각될 수 있습니다.

하지만 신경을 많이 쓰지 않고도 할 수 있는 방법이 있습니다. 바로 규칙을 정해두는 겁니다. 예를 들면 출근길 집을 나서는 순간마다, 화장실에 가서 거울을 볼 때마다, 일을 하다가 잠깐 휴식을 취할 때마다, 식사를 하기 시작하는 순간마다 자세를 바르게 취하는 규칙을 정해놓는 겁니다. 이렇게 규칙화하여 지킨다면 신경도 덜 쓰일뿐더러 좀 더 효과적으로 자세를 바꿔나갈 수 있습니다. 바른 자세 취하기를 규칙화하여 슈트 핏을 살리기를 '시작'하십시오.

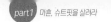

마흔에 시작하는
운동법과 식사법

　길을 가다가 우연히 옷태가 잘 받는 분을 보곤 합니다. 그 분이 어느 정도 자신에게 맞는 옷을 입은 것도 있겠지만 옷태를 살릴 수 있는 몸매가 아니라면 우리의 시선이 머물 일도 없었을 것입니다. 옷태가 살고 시선이 머무는 몸매는 보통 군살이 없어 슬림하고 바른 체형으로 안정감이 묻어나오며 볼륨감이 있어 섹시해 보이는 몸매를 말합니다. 아무리 맞춤으로 나온 고급 슈트를 입는다고 해도 이러한 몸매가 아니라면 완벽한 핏이 나오지는 않습니다. 몸매가 뒷받침되어야 합니다. 몸의 라인을 바꾸는 일은 우리가 입을 슈트의 핏을 바꾸는 일입니다. 완벽한 핏을 만들기 위해서는 슈트가 잘 어울리는 몸매를 만들어야 하며 이를 위한 운동법과 식사법이 필요합니다.

　운동법에는 바른 자세를 만드는 운동법과 볼륨감을 살리는 운동법이 있습니다.

　바른 자세를 만드는 운동은 왜 필요할까요? 많은 시간을 앉아서 생활하는 마흔에게는 구부정한 자세가 오히려 자연스러운 게 사실입니다. 앉아서 눈높이에 맞지 않는 컴퓨터를 들여다보거나 고개를 숙이고 휴대전화를 만지작거릴 때 자세는 구부정하지만 불편한 느낌은 들지 않습니다. 오히려 바른 자세를 취하려고 할 때 어딘가 불편하고 어색할 겁니다. 그것만 보더라도 우리의 자세가 얼마나 엉망인지 알 수 있습니다. 그 자세가 장기간 계속된다면 일자목·거북목과 말린 어깨·굽은 등의 체형불균형을 초래하게 됩니다. 또한 이런 불균형한 자세는 앉아서 생활하는 우리 주변에서 흔히 찾아볼 수 있습니다. 내 몸에서 이런 틀어진 정렬을 발견하셨다면 절대 방치해서는 안 됩니다. 운동을 통해 이러한 불균형한 자세를 개선시켜야 합니다. 그러면 좀 더 바른 슈트핏을 만들 수 있습니다.

  몸에 볼륨감을 살리는 운동은 왜 필요할까요? 마르기만 한 몸은 자칫 빈약해 보일 수 있습니다. 그중에는 마른 비만인 분도 있습니다. 이 분들은 지방이 볼륨감 역할을 해주기 때문에 마른 느낌을 커버하고 볼륨감이 있는 듯한 느낌을 줄 수 있지만 사실상 근육량이 낮고 지방량이 높은 경우로, 대체로 기초대사량이 낮아 살이 찔 수 있는 체질입니다. 또한 지방은 볼륨감이 필요한 부분에도 쌓이지만 복부, 하체, 팔 등 보기 안 좋은 부분에도 쌓이기 때문에 핏감을 떨어뜨리게 됩니다. 이렇듯 지방은 근육의 역할을 완전히 대체할 수 없습니다. 볼륨감을 살리기 위해서는 근력운동을 통해 밋밋한 부분에 근육을 만들어주어야 합니다. 그래야 나올 때는 나오고 들어갈 때는 들어간 섹시한 슈트핏을 만들 수 있습니다.

  식사법에 대해서 살펴보겠습니다. 마흔의 다이어트에 있어서 가장 큰 적은 식단입니다. 운동에 대한 필요성은 느끼지만 식단을 관리해야 된다는 생각은 크지 않기 때문에 식단조절이 잘 이루어지지 않습니다. 하지만 어떠한 음식을 얼마큼 섭취하는지에 따라 우리의 건강은 물론 근육량과 지방량에 지대한 영향을 미치게 됩니다. 간혹 먹기 위해 운동한다는 분이 있습니다. 자신이 먹고 싶은 음식 위주로 먹고 균형 잡힌 식사를 하지 않는다면 다이어트는 99퍼센트 실패합니다. 운동만 열심히 해서는 다이어트에 성공할 수 없으며 반드시 식단이 동반되어야 합니다. 완벽한 슈트핏을 만들기 위해서는 식단조절이 필수입니다. 만약 우리가 위의 내용을 종합하여 운동법과 식사법을 잘 지킬 수 있다면 '핏한 몸매 만들기'는 그리 어렵지 않습니다.

몸에 라인을 살려
핏을 완성하라

　이 시각에도 대중매체에서는 몸매 라인에 관한 글, 사진, 동영상들이 게시되고 있습니다. 그 안에는 남자의 몸매를 표현해주는 말들도 눈에 자주 들어옵니다. 그러한 표현으로는 역삼각형 몸매, 어깨 깡패, 빨래판 복근 등이 있습니다. 이 말들은 남자의 몸매를 부위별로 지칭하는 표현들입니다. 역삼각형 몸매는 등운동을 통해 만들어진 역삼각형 모양의 등을 말하며 어깨 깡패는 몸통과 팔을 이어주는 어깨와 두 어깨 사이에 있는 등을 운동하여 넓어진 어깨를 말합니다. 그리고 빨래판 복근은 복부 앞에 위치한 복근을 운동해줌과 동시에 식단을 통해서 체지방을 낮춰주어 만들어진 초콜릿처럼 갈라진 복근을 말합니다. 이 말들이 우리에게 낯선 단어들은 아니지만 내가 그렇게 된다고 생각해보면 무언가 낯설게만 느껴집니다. 낯선 건 어찌 보면 당연한 일입니다. 왜냐하면 이 단어들은 마흔에게 적합하지 않기 때문입니다.

　필자가 말하는 몸에 라인을 살린다는 것은 대중매체에서 자주 사용하는 역삼각형 몸매, 어깨 깡패, 빨래판 복근을 만드는 것이 아닙니다. 만약 자주 사용되는 표현들과 같은 몸매를 만들려 한다면 고강도의 트레이닝과 몸에 부담을 줄 수 있는 식단을 실행해야 하는데 이는 절대 건강한 관리라고 볼 수 없을뿐더러 핏을 완성시킨다고 보이지도 않습니다. 노력은 노력대로 하고 제대로 된 핏은 나오지 않습니다. 우리는 옷을 벗었을 때의 실루엣과 옷을 입고 난 후의 실루엣이 다름을 정확히 인지해야 합니다. 옷을 입었을 때 옷 밖으로 운동하는 티가 너무 난다면 그것은 멋진 핏이 아닙니다. 핏을 완성시키는 라인이란 과하지 않으면서 태가 사는 몸매를 뜻합니다. 운동과 식단을 타이트하게 하기보다는 강도를 낮추고 자세 개선을 위한 운동을 추가해주셔야 합니다. 그래야 오히려 보편적인 핏 좋은 몸매가 될 수 있습니다.

핏을 완성하기 위해서 필자가 마흔에게 권하는 몸매 라인에 관한 단어가 하나 있습니다. 튼실한 허벅지를 가리키는 '튼벅지'입니다. 튼실하다는 표현은 튼튼하고 실하다는 의미로 절대 통통하고 부해 보이는 것이 아닙니다. '튼벅지'는 남자의 잘 빠진 하체 핏을 표현해주는 단어입니다. 나이를 먹을수록 하체근육이 빠지게 되는데 실제로 상체 근력운동에 비해서 하체 근력운동은 잘 하지 않습니다. 만약 계속해서 하체운동을 하지 않고 방치한다면 나중에 나이를 먹었을 때 좋지 않은 상황이 발생하게 됩니다. 하체를 부하게 만들 필요는 없지만 튼튼해 보이도록 만들어야 합니다. 그래야만 앞으로 더욱 가속화될 하체근육 감소를 이겨낼 수 있습니다. 핏을 완성하기 위해서는 운동 시 다른 부위들과 더불어 꼭 하체근육을 빼놓지 말고 운동하셔서 몸의 전체적인 라인을 잡고 핏을 완성해주셔야 합니다.

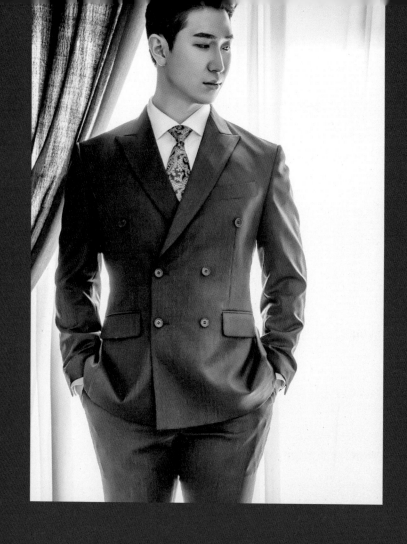

슈트핏을 살리기 위해
마흔에 시작하는 운동법

나이가 같아도
스타일이 다른 이유

　　같은 나이라도 스타일이 다를 수밖에 없는 이유가 두 가지 있습니다. 자신에게 잘 어울리는 스타일이 존재한다는 것과 자신이 선호하는 스타일이 존재한다는 것입니다.

　　일단 첫 번째 이유인 잘 어울리는 스타일에 대해서 살펴보겠습니다. 백화점이나 아울렛에서 의류를 둘러보고 있으면 어찌나 그 종류가 다양한지 헤아릴 수가 없습니다. 깔끔한 기본 스타일부터 화려한 포인트로 장식된 의류에 이르기까지 다양하며 형형색색의 옷들이 줄지어 진열대에 나열되어 있습니다. 기본에 충실한 의상, 캐릭터와 글씨를 넣은 의상, 가죽으로 한층 멋을 더한 의상, 반짝이나 스터드로 포인트를 준 의상 등 정말 다양합니다. 이렇게 모든 옷들은 저마다의 개성을 담고 있습니다. 그리고 이 수많은 옷들 중에서 우리에게 잘 어울리는 옷은 분명히 존재합니다. 캐주얼 복장이 어울리는 분, 슈트가 어울리는 분, 운동복이 어울리는 분과 같이 자신에게 어울리는 옷이 있습니다.

　　그런데 자신에게 어울리는 옷인지의 여부는 절대 자신의 주관적인 관점으로 판단해서는 안 됩니다. 내가 내 모습을 주관적으로 보는 것과 다른 여러 사람이 여러 시점에서 개관적으로 봐주는 것 중 후자가 자신에게 어울리는 옷에 더 근접합니다. 그리고 다른 여러 사람이 더 다수일수록 객관적인 의견에 타당성이 높아지게 됩니다. 이렇듯 자신에게 어울리는 스타일이 있다는 것은 나이가 같아도 스타일이 다른 첫 번째 이유가 됩니다.

이번에는 두 번째 이유인 자신의 선호도에 관해서 살펴보겠습니다. 옷 입는 스타일은 자신을 표출할 수 있는 하나의 출구입니다. 사람들은 각자의 개성에 따라 옷을 입게 되는데 사람마다 선호하는 패션 스타일이 분명히 존재합니다. 무난한 캐주얼 복장을 선호하는 사람, 다른 사람에게 번듯하게 비춰질 슈트를 선호하는 사람, 불편한 걸 싫어해 편한 추리닝 복장을 선호하는 사람이 있습니다.

좀 더 세부적으로 들어가자면 선호하는 색상과 디자인이 있을 겁니다. 땀을 많이 흘리는 분들은 여름철에 땀이 나도 티가 안 나는 색상을 좋아할 것이며 피부 톤이 밝거나 어두운 분들은 자신의 피부 톤에 맞는 색상을 선호하게 되어 있습니다. 또한 어려 보이고 싶은 분이라면 화려한 디자인을 선호할 것이고 거추장스러운 걸 싫어하는 분이라면 단조로운 디자인을 선호할 겁니다. 스타일의 선호도에는 이렇게 자신의 개성이 담겨 있습니다. 그러므로 스타일에 관한 자신의 선호도는 같은 나이라도 스타일이 다른 두 번째 이유가 됩니다.

 같은 마흔이라도 스타일이 다른 이유는 이처럼 우리에게 잘 어울리는 스타일이 있고 우리가 선호하는 스타일이 있기 때문입니다. 여러분은 이 두 가지 이유 중에 어떤 쪽에 더 비중을 두고 스타일링한다고 생각하십니까? 자신이 전자에 속한다면 자신만의 개성을 표현해주는 것이 필요하며 반대로 후자에 속한다면 지금부터라도 주변 사람들의 의견을 경청할 필요가 있습니다.

멋진 남자는
무엇을 입어도 맵시가 난다

멋진 남자로 보여지기 위한 여러 조건들이 있습니다. 신사적인 매너, '억'소리 나는 재력, 스마트한 두뇌, 훈훈한 외모, 감미로운 목소리, 다부진 체격 등이 그러합니다. 이 조건들 중에서 옷맵시와 관련된 다부진 체격에 대해 이야기해보려 합니다.

다부진 체격이란 말 그대로 생김새가 옹골찬 체격을 의미하며 절대 울퉁불퉁한 근육을 말하지 않습니다. 보통사람들이 말하는 보기 좋은 몸매 정도를 의미하고 이는 적당한 운동과 식단만으로도 얼마든지 만들 수 있습니다.

현재 여러분의 체형은 왜소하거나 뚱뚱하여 옷을 입었을 때 옷맵시가 나지 않는 상태일 겁니다. 앙상하거나 뚱뚱한 체형은 옷맵시를 망가트리는 원인이 됩니다. 앙상한 사람이 옷을 입으면 앙상해 보이는 옷이 되고 뚱뚱한 사람이 입으면 뚱뚱해 보이는 옷이 됩니다. 즉 우리의 체형이 옷을 망치게 되는 겁니다. 멋진 남자가 되기 위해서도, 옷맵시를 살리기 위해서도 다부진 체격을 만들어야 합니다.

다부진 체격을 갖고 있는 사람을 살펴보자면 차려입은 복장이 아닌 후줄근한 옷을 입어도 멋있다는 느낌을 받습니다. 격식을 갖춰 차려입은 슈트를 입었을 때는 당연한 것이고 캐주얼하게 옷을 입었을 때도, 심지어는 추리닝을 입는다 해도 옷맵시가 납니다. 후줄근한 차림에도 멋스러운 사람이 있다면 그것이 진정 멋진 남자가 아닐까 생각합니다.

더하자면 여러분은 '청바지에 티셔츠 하나만 걸쳤을 뿐인데'라는 말을 들어보셨을 겁니다. 확실히 지금의 여러분과는 거리가 있는 말입니다. 화려한 슈트를 입은 것도 아니고 그저 청바지에 티셔츠 하나를 걸쳤을 뿐인데 멋스러움이 풍깁니다. 이런 남자들이 바로 어떠한 옷을 입어도 옷맵시가 나는 남자입니다. 보통 이런 분들은 이성이 봐도 멋질 뿐만 아니라 동성인 남자가 봐도 멋진 남자입니다. 이러한 체격은 타고나기도 하지만 충분히 만들어질 수 있기 때문에 우리의 관리가 그만큼 중요합니다.

무엇을 입어도 옷맵시가 난다면 옷에 관한 고민들이 많이 줄어들게 됩니다. 자신에게 어울리는 옷을 선택하지 않아도 되기 때문입니다. 웬만한 옷을 입었을 때 모두 잘 어울리는 효과는 정말 편리합니다. 소비의 형태를 단순화해줍니다. 옷을 사러갔을 때 보통의 사람이라면 자신에게 맞는 사이즈와 스타일을 찾기 위해서 애씁니다. 그러다가 구매하지 못하고 나오는 경우가 생기기도 합니다. 이것은 그 사람의 성격상의 문제일 수도 있지만 몸매상의 문제일 가능성이 높습니다. 어떤 옷이든 잘 맞는 사람이라면 굳이 어떤 옷을 사기 위해서 소중한 시간을 허비하지 않을 것입니다.

　성공한 사람들 중에는 같은 옷을 입는 유형의 사람이 존재합니다. 스티브 잡스와 마크 저커버그가 그 대표적인 인물입니다. 이들처럼 같은 옷을 입는다면 단순하고 결정이 필요 없으며 돈이 절약된다는 장점이 있습니다. 하지만 이것들을 한 번에 무마시킬 수 있는 조건이 바로 다부진 체격입니다. 옷맵시가 멋진 남자라면 옷을 사기 위한 과정이 단순화될 뿐 아니라 다양한 옷을 입어 그때그때의 분위기를 연출하고 표현할 수 있게 됩니다.

슈트핏이 사는
멋진 남자의 운동법

지금은 여자들만 관리하는 시대가 아닙니다. 남자들도 관리하는 시대입니다. 남자도 외모에 신경을 쓰기 때문에 남성라인의 제품들도 다양하게 나와 있습니다. 헤어와 피부에 관련된 남성라인 제품들이 지천에 깔려 있으며 심지어는 남자도 피부과를 다니고 성형수술을 합니다. 다만 아직까지는 그 비중이 크지는 않습니다.

그렇다면 남자들이 자신의 외모를 관리하는 데 있어 가장 효과적인 것은 무엇일까요? 그것은 두말할 것 없이 운동입니다. 남자의 외모 관리에 있어 운동은 빠질 수 없는 요소입니다. 그렇기 때문에 몸매를 관리하는 남성이 늘고 있으며 누구나 운동을 해야 한다고 생각합니다. 그러나 여기서 쟁점은 슈트핏이 사는 운동법입니다. 이는 전문가가 아닌 이상 정확히 알기란 어렵습니다. 아무 운동이나 한다고 해서 슈트핏이 사는 것은 아닙니다. 우리는 핏을 살리는 운동법에 대해 정확히 알 필요가 있습니다.

일반적으로 슈트핏이 사는 멋진 남자의 운동법이라 하면 근력운동을 떠올리실 겁니다. 물론 근력운동을 한다면 근육량이 늘어나고 그로 인해 몸의 볼륨감은 좋아집니다. 하지만 근력운동 하나만으로는 우리가 원하는 몸매를 만들 수 없습니다. 다시 말해 볼륨감만 살린다고 해서 슈트가 어울리는 몸매로 바뀌지는 않는다는 말입니다. 다른 방법의 운동을 함께 병행해주셔야 합니다. 그것은 자세개선운동입니다. 자세적인 측면이 좋지 않은데 근력운동을 한다고 해서 슈트에 바른 태가 묻어나오지는 않습니다. 바른 태가 묻어나오기 위해서는 꼭 자세개선운동을 해주셔야 합니다. 그리고 자세개선운동과 함께 근력운동을 해준다면 서로 시너지 효과를 내게 되는데, 그렇게 되면 우리의 몸은 좀 더 안정감 있고 섹시한 몸매로 거듭나게 됩니다. 이 두 가지 운동법이 함께 어우러질 때 비로소 슈트를 입었을 때 가장 이상적인 슈트핏 체형이 됩니다.

 한 가지 중요한 팁을 더 드리자면 이 두 가지 운동법에 마흔 나이대를 고려한 체력을 기르는 운동을 하나 추가해 초반에 병행해준다면 자세개선운동과 근력운동을 할 때 기본체력이 되어줍니다. 마흔에는 이미 여러 이유들로 인해 기초체력 자체가 떨어진 후입니다. 기초체력도 없이 자세개선운동과 근력운동을 하게 된다면 그 효과는 떨어지게 됩니다. 기초체력이 없는 분들은 이를 유념해주기 바랍니다. 체력을 향상시키는 운동은 전신의 근력을 전반적으로 사용하는 운동으로 구성되어 있으며 유산소성 운동이 가미된 운동법이 다수 포진되어 있습니다. 이는 체력을 올리기 위해서는 전신 근력을 운동하고 유산소성 운동을 함께 병행해주어야 하기 때문입니다.

지금까지의 말을 정리하자면 슈트핏이 사는 멋진 남자의 운동법에는 근력운동과 자세개선운동이 있으며 초반에 이를 뒷받침해줄 탄탄한 기초체력을 위해서 체력향상운동을 함께 병행해주신다면 운동효과를 최대로 볼 수 있다고 말씀드릴 수 있겠습니다.

내 몸에
안정감을 입혀라

필자가 표현하고자 하는 안정감이란 바른 자세를 의미합니다. 바른 자세의 몸에 슈트를 입히면 안정감이 묻어나오게 됩니다. 몸매는 그리 좋지 않은 분이라도 자세가 바르다면 안정감이 느껴집니다. 안정감이 느껴지는 슈트핏은 타인에게 바른 인상으로 비춰지게 됩니다. 반면 구부정한 자세는 안정감이 떨어져 보이며 바르지 못한 인상으로 비춰지게 됩니다. 게다가 구부정한 자세를 장시간 지속하게 되면 혈액순환이 나빠져 셀룰라이트가 생길 수 있습니다. 이는 배 안에 체지방이 더 쉽게 쌓이는 상태를 만들고 복부비만으로 이어지게 됩니다. 반면 똑바로 앉으면 자연스럽게 복부와 허리에 힘이 들어가게 되고 근육이 올바르게 사용되어 에너지 소비량이 높아지게 됩니다. 이처럼 바른 자세는 슈트에 안정감을 주게 되고 기초대사량을 높여주어 지속적으로 체중조절을 하는 데도 효과적입니다. 그래서 마흔을 포함한 전 연령대에서 바른 자세에 대한 관심을 드러내는 겁니다.

그러나 이러한 관심과는 다르게 실제로 바른 자세로 생활하는 마흔은 드뭅니다. 직장을 다니는 경우가 많고 다니지 않더라도 보통 앉아서 일상생활을 하기 때문입니다. 앉아서 생활을 하다 보면 자연스럽게 목은 앞으로 빠지고 어깨와 등은 굽게 됩니다. 틀어진 자세로 생활하다 보면 틀어진 정도가 점점 심해지게 되는데 이를 알기에 몇 번이고 바른 자세로 고쳐 앉으려 하지만 어느 순간 힘이 풀려 구부정한 자세로 돌아가게됩니다. 우리는 여기서 경각심을 가져야 합니다. 자세가 계속해서 틀어지다가는 통증과 저림 현상이 유발되는 것은 물론 심하면 수술, 약물, 주사를 사용해야 되는 상황이 발생할 수 있습니다. 한 번 틀어진 자세는 쉽게 돌아오지 않습니다. 되돌리기 위해서는 전문적인 지식을 바탕으로 한 시간과 노력이 필요합니다. 우리는 알고 있습니다. 예방이 정답입니다.

바른 자세를 위한 예방법

1. 앉아서 컴퓨터와 스마트폰을 볼 때 컴퓨터 모니터와 스마트폰 화면의 위치가 내 눈높이보다 아래쪽에 위치한다면 자연스럽게 고개는 숙여지고 어깨와 등은 굽게 됩니다. 컴퓨터 모니터와 스마트폰을 볼 때 화면 상단과 눈높이가 일치하도록 화면의 높이를 조정한다면 바른 자세를 유지하는 데 상당한 도움이 됩니다.

2. 나쁜 자세를 개선시킬 수 있는 운동을 해주어야 합니다. 타이트한 근육을 풀어주고 부족한 부분의 근육을 강화시켜준다면 자세가 호전됩

니다. 이 부분은 뒤쪽 운동 파트에서 자세히 설명해드리겠습니다.

3. 평상시 자세를 바르게 해주셔야 합니다. 턱은 뒤로 당기고 가슴을 펴 척추를 곧게 세워줍니다. 평상시 자세가 바르지 않다면 자세가 호전 되었다가도 금세 나쁜 자세로 돌아가므로 무엇보다 평상시 바른 자세로 생활하는 게 중요합니다.

만약 예방이 잘 이루어지지 않아 몸의 균형이 이미 틀어진 분들은 안 정감에 비중을 두고 몸매를 관리해주시기 바랍니다. 안정감을 입히는 일은 슈트에 바른 태를 만들어주는 아주 중요한 일입니다. 바른 자세를 만들어 여러분의 슈트에 안정감을 입혀주고 멋진 슈트핏을 완성하기 바 랍니다.

내 몸에
섹시함을 입혀라

바른 자세를 만들어 슈트의 안정감을 찾았다면 이번에는 섹시함을 입힐 차례입니다. 슈트에 어울리는 섹시함을 입히기 위해서는 과하게 볼륨감 있는 몸매보다는 볼륨감 있으면서 슬림한 몸매를 만들어야 합니다. 예를 들자면 셔츠가 터질 듯한 근육질의 남자와 모델처럼 잘빠진 남자가 있다고 상상해보십시오. 근육질 몸매의 남자가 슈트를 입는다면 잘 어울리고 섹시하기보다는 오히려 과한 느낌이 날 것입니다. 반면 볼륨감 있으면서 슬림한 모델 같은 남자는 슈트가 잘 어울리는 것은 물론 섹시함까지 묻어나올 것입니다. 섹시한 몸매를 만들기 위해서는 필요한 부분에 적당한 볼륨감을 입혀주고 군살을 없애 슬림함을 강조해주어야 합니다.

그렇다면 본격적으로 볼륨감을 입혀보겠습니다. 볼륨감 역할을 할 근육이 슬림하고 섹시한 느낌이 들기 위해서는 과하게 중량을 들기보다는 맨몸 운동을 위주로 해주고 추가적으로 적당한 무게를 들어야 합니다. 만약 고중량 저반복을 계속적으로 반복한다면 근육의 크기가 점점 커지게 되는데 이는 우리가 지향하는 슬림하면서 섹시한 몸매와는 다소 차이가 있을 수 있습니다.

볼륨감을 입혀야 할 부분은 세 가지로 나누어집니다. 꽉 끼는 바지를 위해 하체운동과 코어운동을 해주고, 셔츠를 입었을 때 남성미를 느낄 수 있도록 어깨운동을 해준다면 슈트에 섹시함을 입힐 수 있습니다. 특히 어깨를 넓어 보이게 만든다면 머리가 상대적으로 작아 보이고 넓은 어깨로 인해 남자다움이 물씬 묻어나오게 됩니다. 그래서 많은 남성들이 어깨를 넓히는 운동에 열광하는 것입니다. 그리고 이렇게 어깨를 포함한 세 부분에 볼륨감을 골고루 키웠을 때 우리가 원하는 볼륨감 있는 몸매를 만들 수 있고 나아가 슈트를 입었을 때 섹시한 느낌을 줄 수 있게 됩니다.

이번에는 군살을 제거하겠습니다. 군살이 많은 분들은 다음과 같은 두 가지 경우입니다. 먼저 간식으로 과자, 빵, 초콜릿 등 단 음식을 좋아하는 경우입니다. 배는 고프지 않지만 입이 심심해서 먹는 경우도 다반사입니다. 간혹 세끼 식사를 제때 하지 않고 간식으로 끼니를 대체하는 경우가 있는데, 이렇게 되면 내가 먹는 양을 가늠할 수 없게 되고 살이 찌게 됩니다. 다음은 활동량이 현저하게 적은 경우입니다. 회사에 출근해 계속 앉아 있다가 집에 와서 다시 앉아 TV를 봅니다. 주말에도 마찬가지입니다. 활동량이 없다는 것은 칼로리 소비가 적다는 말이고 군살이 찔 수밖에 없는 상황인 겁니다.

이렇게 군살이 찌지 않도록 하기 위해서는 식단은 균형 잡힌 세끼 식사를 기본으로 하고 간식 섭취를 최대한 줄여야 합니다. 또한 활동량을 늘려야 하는데 평소에 가까운 거리는 걸어 다니는 습관을 들이고 틈틈이 유산소운동을 해주셔야 합니다. 유산소운동을 고를 때는 자신이 재미있게 장시간 할 수 있는 운동을 추천 드립니다. 유산소운동은 보통 같은 동작을 계속적으로 반복하기 때문에 지루함을 느낄 수 있습니다. 때문에 효율성을 기준으로 삼기보다는 자신이 재미있는 운동을 선택하셔야 장시간 지속하는 데 지루함을 덜 수 있습니다.

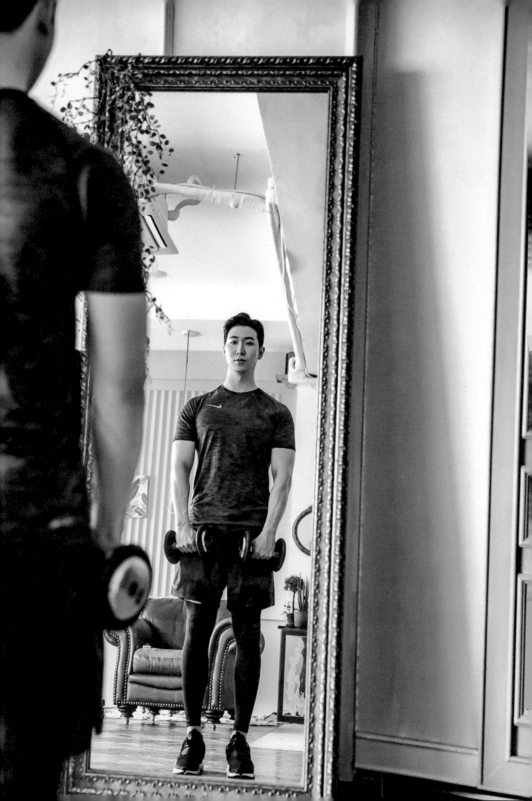

PART

3

하루 15분,
완벽한 슈트핏을 만드는 운동법

거북목을 개선시키는 운동

가만히 있는데도 거북이처럼 목이 앞으로 나온 자세를 거북목이라 합니다. 거북목은 보통 나이가 들고 근육이 사라지면서 발생하지만 요즘은 연령과 성별에 관계없이 누구에게나 흔하게 발생합니다. 바로 컴퓨터와 스마트폰을 사용하는 부적절한 자세 때문입니다. 이러한 부적절한 자세로 생겨난 거북목은 슈트핏을 망가뜨릴 뿐만 아니라 보는 이들에게 불균형한 느낌을 주게 됩니다.

고개가 1cm 앞으로 나올 때마다 우리의 목뼈에는 2~3kg의 하중이 더 실리게 되고 최대 15kg까지 하중이 실릴 수 있습니다. 이렇게 우리가 받게 될 하중으로 인해 뒷목과 어깨가 뻐근해질 수 있으며 이는 통증으로 이어질 수 있습니다. 게다가 이 상태를 계속 방치하게 될 경우 목 디스크로도 발전할 수 있습니다. 이처럼 보기에도, 건강상으로도 좋지 않은 거북목은 개선할 필요가 있습니다.

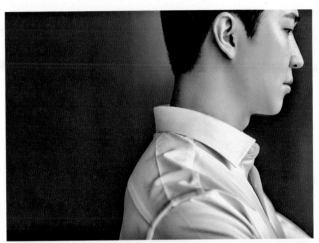

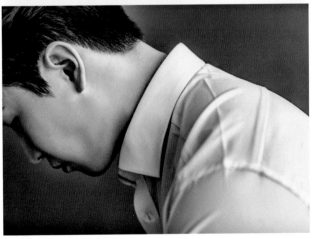

{H} 목 아래로 누르기

뻐근한 목이 늘어나며 개운해집니다.
바쁜 직장인들이 어디서나 쉽게 할 수 있는 스트레칭입니다.

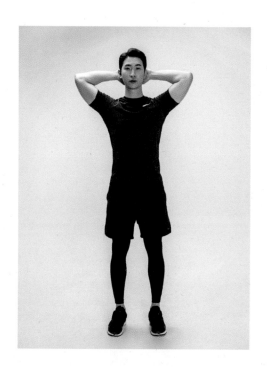

1

양손을 들어 머리 뒤로 깍지를 낍니다.

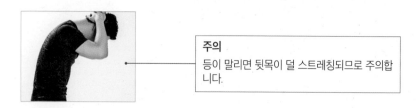

주의
등이 말리면 뒷목이 덜 스트레칭되므로 주의합니다.

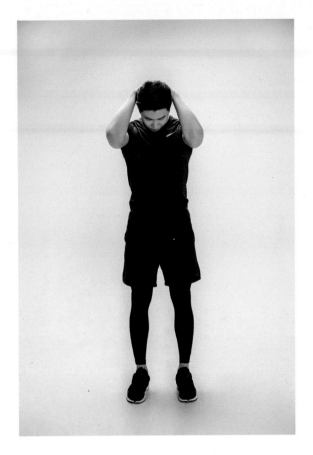

2

머리를 지그시 누르며 5~10초간 뒷목을 스트레칭해줍니다.

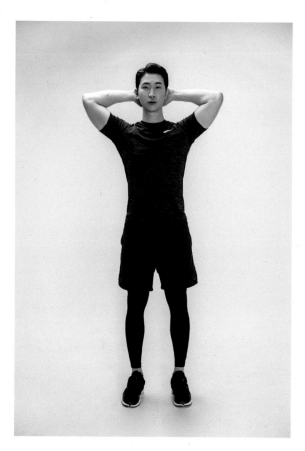

3

....

천천히 시작 자세로 돌아옵니다. 필요한 횟수만큼 반복합니다.

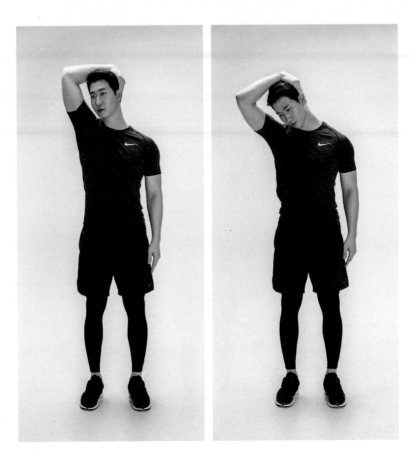

응용
....
45도 방향으로 목을 눌러줍니다. 이때 손바닥이 귀를 덮지 않게 합니다.

⫛ 목 옆으로 당기기

목과 그 주변을 늘려주어 뭉친 근육이 시원하게 풀어집니다.
집이나 회사에서 쉽게 따라 할 수 있는 스트레칭입니다.

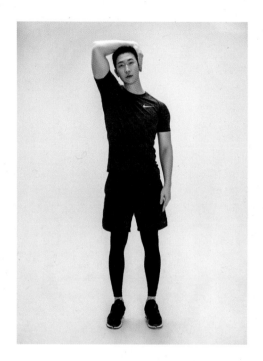

1
오른손을 들어 머리 위를 지나 왼쪽 귀를 덮어줍니다.

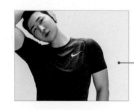

주의
어깨가 위로 들리면 목과 그 주변이 덜 스트레칭되므로 주의합니다.

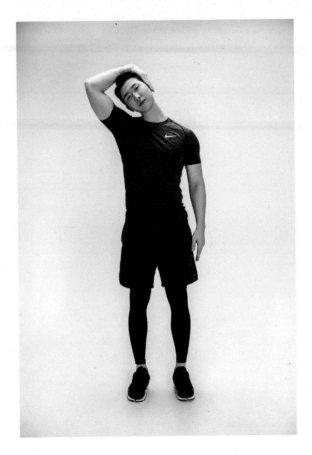

2

숨을 내쉬면서 오른쪽으로 지그시 누르며 반대쪽 어깨를 아래로 눌러줍니다.
5~10초간 스트레칭한 후 처음 위치로 돌아갑니다.

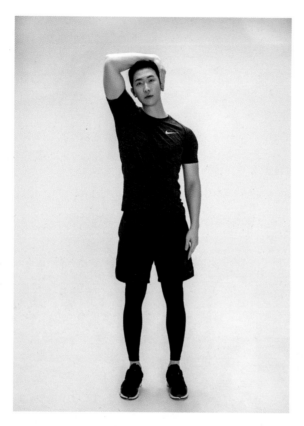

3

숨을 들이쉬면서 천천히 시작 자세로 돌아옵니다. 필요한 횟수만큼 반복합니다.

반대쪽도 같은 방법으로 실시

⫘ 목으로 바닥 밀기

거북목으로 인해 약해지고 늘어진 목을 곧게 개선시켜줍니다.

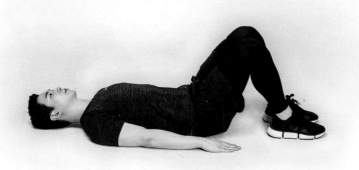

1

천장을 바라보고 누워줍니다. 양팔은 골반 옆에 놓고 무릎을 굽혀 A자를 만들어줍니다.

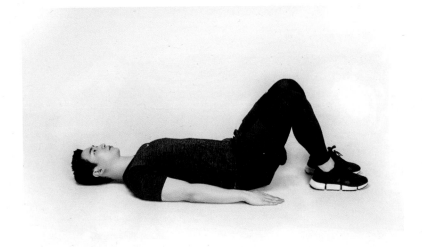

2

턱을 살짝 아래로 당겨주면서 목을 바닥 쪽으로 눌러 15초간 유지해줍니다.

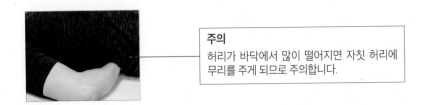

주의
허리가 바닥에서 많이 떨어지면 자칫 허리에 무리를 주게 되므로 주의합니다.

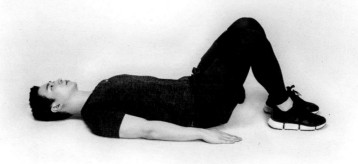

3

천천히 시작 자세로 돌아옵니다. 필요한 횟수만큼 반복합니다.

╫ 엎드려 상체 올리기

목뒤 근육을 탄탄하게 만들어주어 지탱력을 키워줍니다.

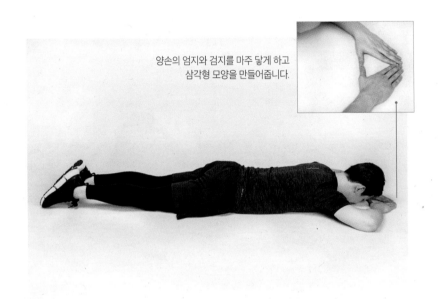

양손의 엄지와 검지를 마주 닿게 하고
삼각형 모양을 만들어줍니다.

1

배를 대고 엎드려줍니다.

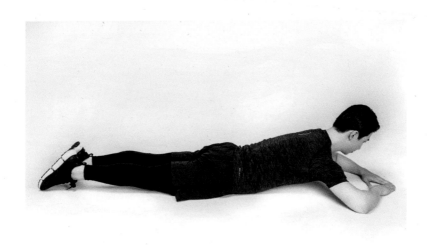

2

턱을 당기면서 흉부를 천천히 들어올려 15초간 유지해줍니다.

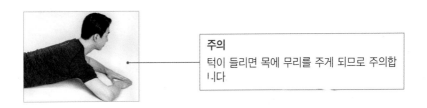

주의
턱이 들리면 목에 무리를 주게 되므로 주의합
니다

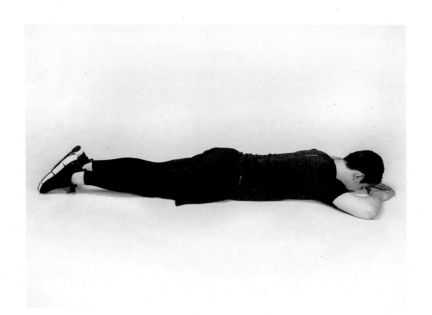

3
......
천천히 시작 자세로 돌아옵니다. 필요한 횟수만큼 반복합니다.

거북목을 개선시키는 운동

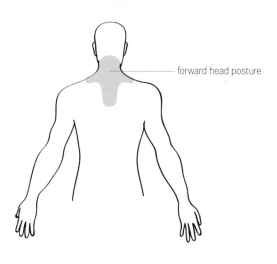

forward head posture

목 아래로 누르기

목 옆으로 당기기

목으로 바닥 밀기

엎드려 상체 올리기

말린 어깨·굽은 등을 개선시키는 운동

말 그대로 어깨가 안으로 말리고 등이 둥글게 굽어 있는 자세를 말린 어깨·굽은 등이라고 합니다. 상체가 앞으로 쏠리는 자세로 인해 흉추후만 굴곡 각도가 커지면 등이 굽게 되고 견갑골의 위치에 변화가 생겨 어깨가 안쪽으로 말리게 됩니다. 이러한 구부정한 자세는 우리의 슈트핏에 지대한 악영향을 끼칩니다. 불균형한 어깨와 등으로 인해 우리의 이미지는 추락하게 됩니다. 게다가 이러한 자세로 오랜 시간 반복적으로 생활하다 보면 가슴근육과 체간부근육이 짧아지고 약해집니다. 그렇게 되면 어깨와 등이 자주 뭉치고 아플 수 있으며 골반이 앞으로 기울면서 배와 엉덩이가 튀어나오게 됩니다. 심해지면 골반과 허리의 통증이 동반될 수 있습니다. 이처럼 우리의 이미지를 깎아내리고 통증까지 유발할 수 있는 말린 어깨·굽은 등은 반드시 바로잡아야 합니다.

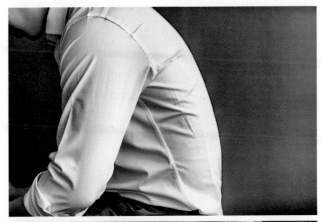

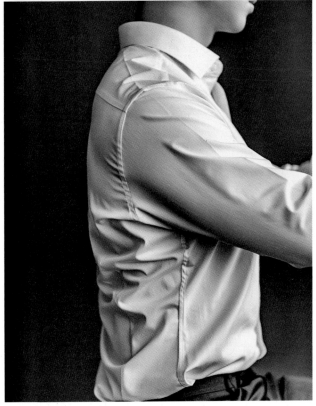

⫴╢⫴ 손으로 벽 짚고 몸통 돌리기

말린 어깨가 반듯하게 개선되면서 굽은 등도 판판하게 펴집니다.

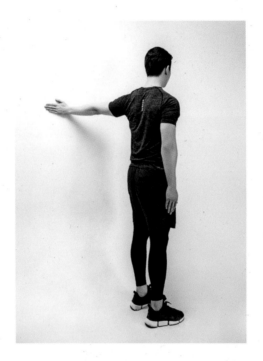

1

팔을 펴 손을 어깨 높이까지 들고 벽을 짚어줍니다. 이때 시선은 정면을 바라봅니다.

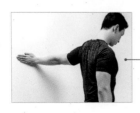

주의
시선이 바닥을 향하면 목에 무리를 주게 되므로 주의합니다.

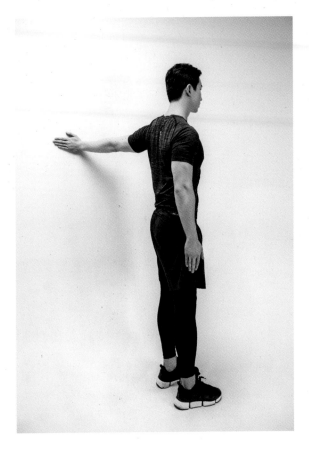

2

몸통을 틀어 가슴과 어깨근육을 5~10초간 늘려줍니다.

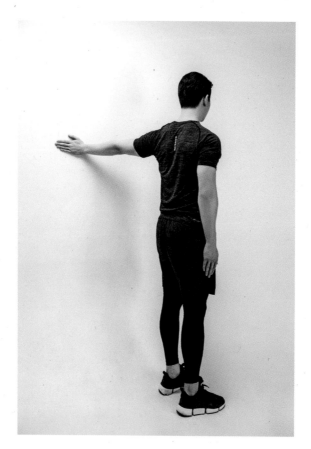

3
천천히 시작 자세로 돌아옵니다. 필요한 횟수만큼 반복합니다.

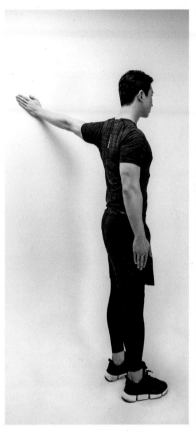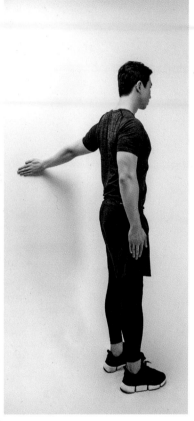

응용
....
손의 위치를 어깨 높이보다 높게 또는 낮게 하여 실시합니다.
다양한 각도에서 스트레칭해준다면 좀 더 효과적으로 근육을 풀어줄 수 있습니다.

양손 등 뒤로 깍지 껴 팔 들어올리기

구부정했던 자세가 펴지면서 개운해집니다.

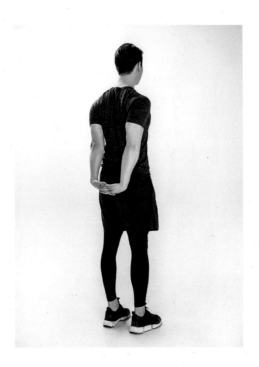

1
양팔을 펴고 등 뒤로 뻗어 깍지를 껴줍니다.

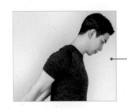

주의
시선이 바닥을 향하면 목에 무리를 주게 되므로 주의합니다.

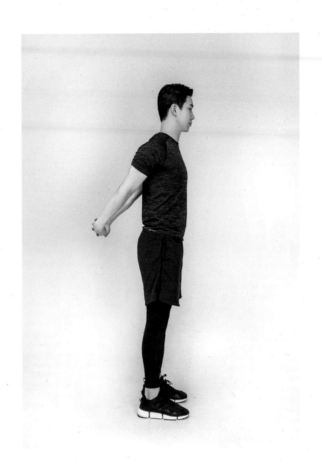

2
....
팔을 들어올려 가슴과 어깨근육을 5~10초간 늘려줍니다.

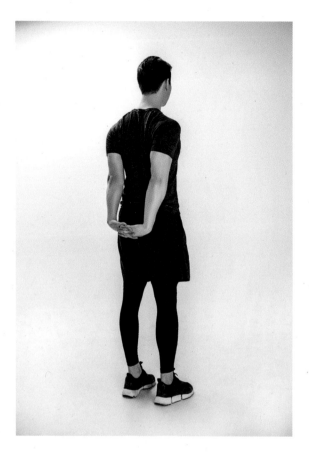

3

천천히 시작 자세로 돌아옵니다. 필요한 횟수만큼 반복합니다.

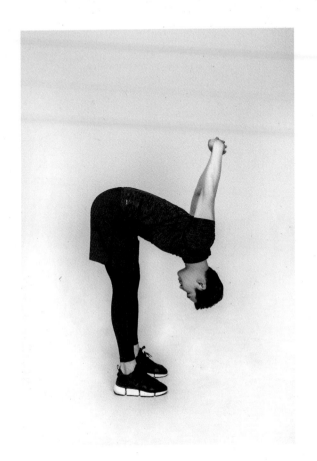

응용

상체를 앞으로 숙이며 팔을 위로 쭉 밀어줍니다.
어깨와 등뿐만 아니라 주변 근육이 함께 풀어집니다.

T자로 엎드려 팔 위로 들어올리기

어깨 후면을 강화시키기 위한 운동으로,
구부정한 자세가 바르게 당겨집니다.

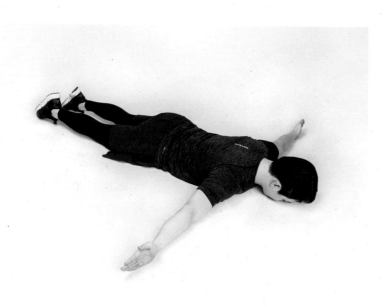

1
엎드려서 양팔로 대문자 T를 만들어줍니다.

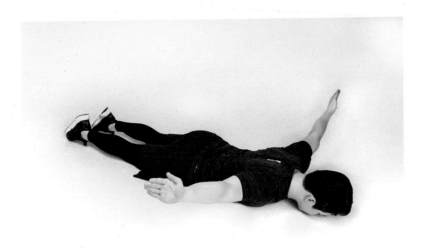

2

양팔을 최대한 높이 들어올려줍니다. 최고 지점에서 3초간 정지해줍니다.

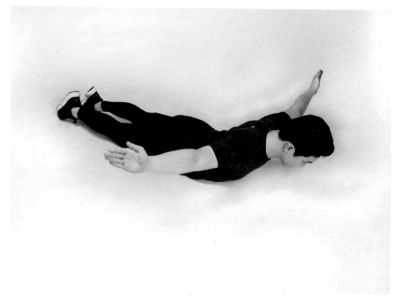

응용

상체를 들어 등을 최대한 수축해줍니다.

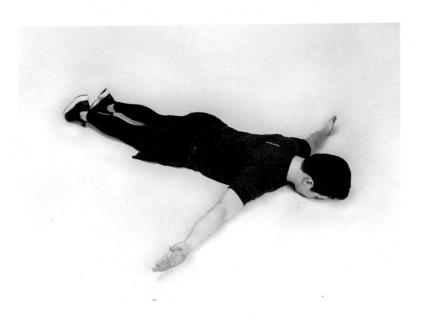

3
천천히 시작 자세로 돌아옵니다. 필요한 횟수만큼 반복합니다.

╟╢ 바닥에 누워 흉부 열기

가슴이 활짝 펴지면서 움츠려 있던 자세가 바르게 펴집니다.

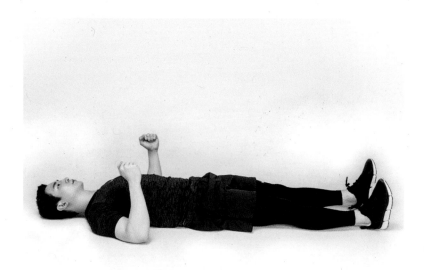

1

천장을 바라보고 누운 상태에서 양팔은 몸으로부터 45도 벌리고 팔꿈치는 바닥에 붙인 자세에서 주먹을 쥐고 들어줍니다.

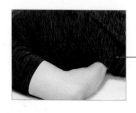

주의
허리가 바닥에서 많이 떨어지면 자칫 허리에 무리를 주게 되므로 주의합니다.

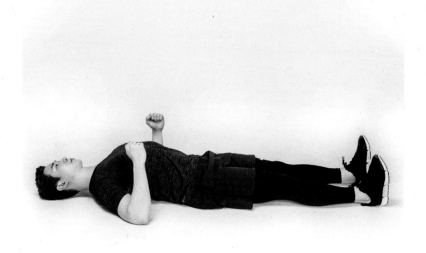

2
상체를 일으키며 등을 수축해줍니다. 최고 지점에서 3초간 정지해줍니다.

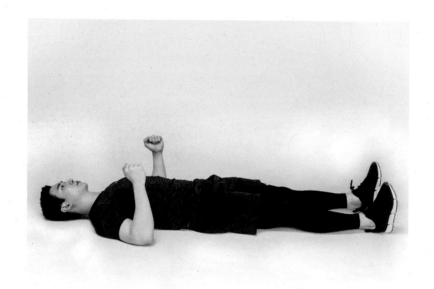

3
....
천천히 시작 자세로 돌아옵니다. 필요한 횟수만큼 반복합니다.

말린 어깨 · 굽은 등을 개선시키는 운동

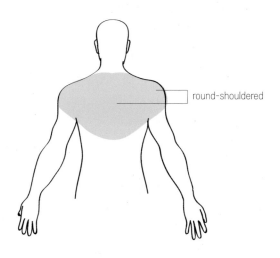

round-shouldered

손으로 벽 짚고 몸통 돌리기

양손 등 뒤로 깍지 껴 팔 들어올리기

T자로 엎드려 팔 위로 들어올리기

바닥에 누워 흉부 열기

체력을 기르기 위한 운동

옛말에 '체력은 국력이다'라는 말이 있습니다. 체력이 좋아야 일의 능률이 올라가고 높은 소득을 낼 수 있습니다. 그러면 국가가 거둬들일 세금이 늘어나므로 국가 재정이 튼튼해지게 됩니다. 이처럼 크게 내가 속한 나라를 생각해도, 작게 내 개인적인 일의 능률을 높일 때도, 심지어는 놀 때도 체력이 항상 뒷받침되어야 합니다.

하지만 마흔이라는 나이는 체력이 상당히 떨어지는 시기입니다. 또한 그 떨어진 체력을 체감하는 시기이기도 하고요. 이러한 시기를 방관하다가는 체력이 떨어져 무슨 일을 하든 쉽게 지쳐버리고 말 것입니다. 그러므로 우리는 체력을 기르기 위해서 힘써야 합니다. 빠른 시간 안에 기초체력을 만들고 체력을 향상시키기 위해서는 전신을 고루 사용하는 전신운동을 하는 것이 효과적입니다. 전신을 움직여 운동해준다면 체력은 물론 전신의 근력까지 만들 수 있으므로 일석이조의 효과를 얻을 수 있습니다. 게다가 이렇게 끌어올린 체력은 완벽한 슈트핏의 토대가 되어줍니다.

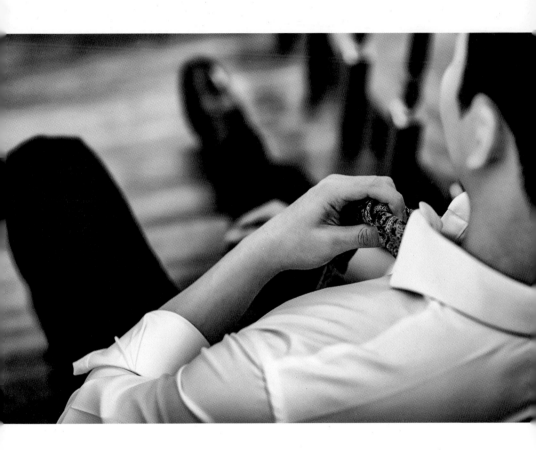

ᛗᛗ 암 워킹

근력운동과 유산소운동 효과를 동시에 얻을 수 있는 전신운동입니다.
특히 상체의 기본적인 근력과 코어근육을 사용하며 체력 향상에
효과적인 운동입니다.

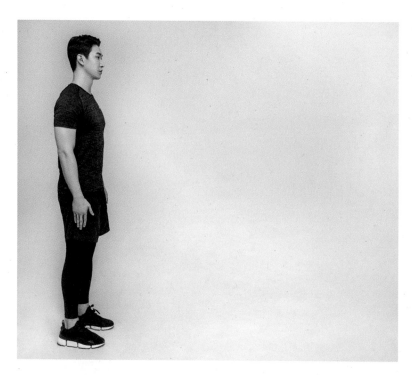

1
발을 어깨너비로 벌리고 섭니다.

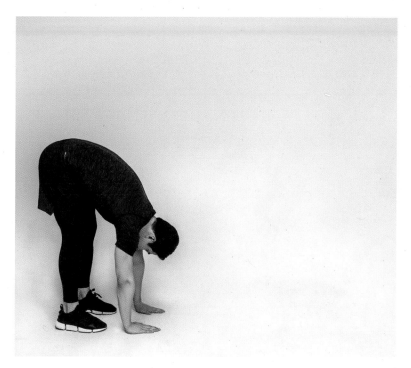

2

상체를 숙여 양손으로 바닥을 짚습니다.

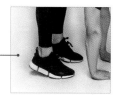

주의
뒤꿈치가 들리면 중심이 흔들릴 수 있으므로 주의합니다.
유연성이 부족한 분들은 무릎을 살짝 굽히셔도 됩니다.

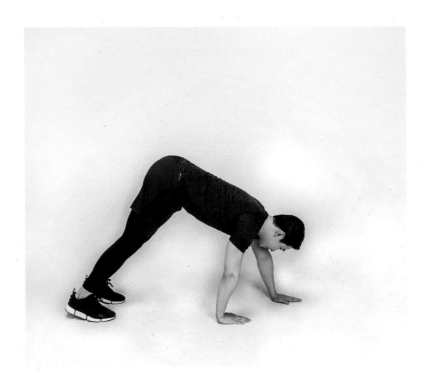

3
팔로 걷는 것처럼 한 손씩 앞으로 짚으며 이동합니다.

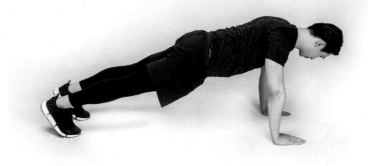

4

몸(머리/등/허리/엉덩이/다리)이 일자가 될 때까지 앞으로 이동해줍니다.
이때 양팔이 평행이 되도록 만들어줍니다.

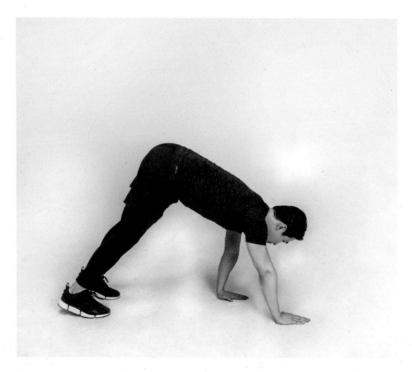

5
이번엔 거꾸로 한 손씩 짚으며 발쪽으로 이동합니다.

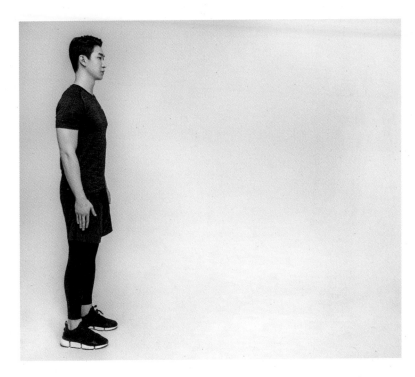

6
....
시작 자세로 돌아옵니다. 필요한 횟수만큼 반복합니다.

버피 테스트

전신을 사용하는 유산소성 근력운동으로, 50개에 200칼로리 정도를
소모할 정도로 칼로리 소모에 탁월하며 체력 향상에 효과적입니다.

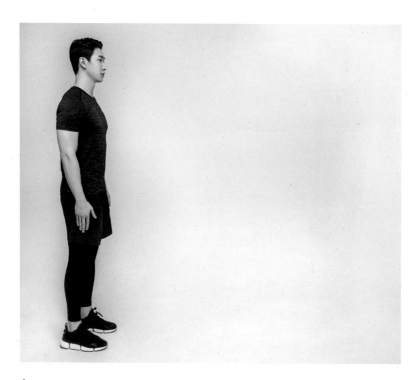

1
발을 어깨너비로 벌리고 섭니다.

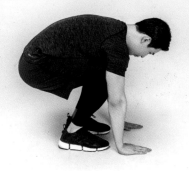

2
....
무릎을 굽히며 상체를 숙여줍니다.
양손으로는 바닥을 짚습니다.

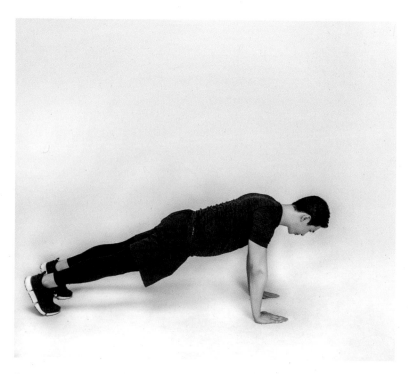

3
....
두 다리를 점프하듯 뒤로 빼줍니다.
이때 몸(머리/등/허리/엉덩이/다리)이 일자가 되게 합니다.

(TIP) 다리를 뒤로 뺄 때와 앞으로 당길 때 동작이 한 번에 이루어지도록 점프해줍니다.

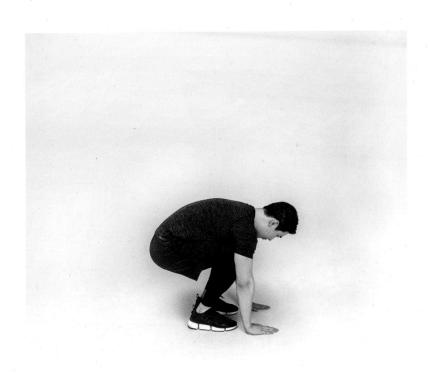

4

다시 점프하듯 두 다리를 앞으로 당겨옵니다.

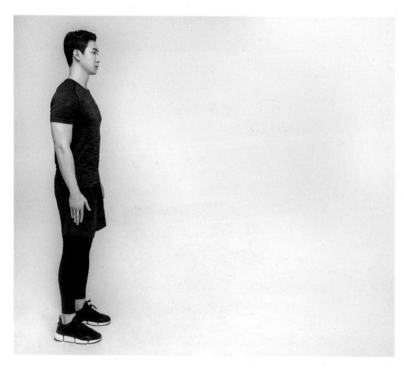

5
시작 자세로 돌아옵니다. 필요한 횟수만큼 반복합니다.

ꗛ 점핑잭

유산소성 운동으로, 체지방 연소에 효과적이며 전신근육을 사용하므로
근력강화에도 탁월합니다. 또한 체력 향상에 효과적인 운동으로
보통 '팔 벌려 뛰기'로 많이 알려져 있습니다.

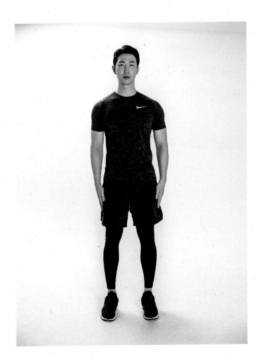

1

발을 어깨너비로 벌리고 섭니다.

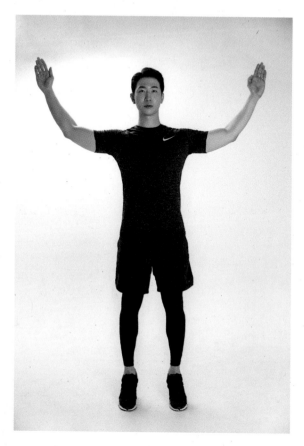

2
점프와 동시에 팔을 벌려 올리면서 다리도 벌려줍니다.

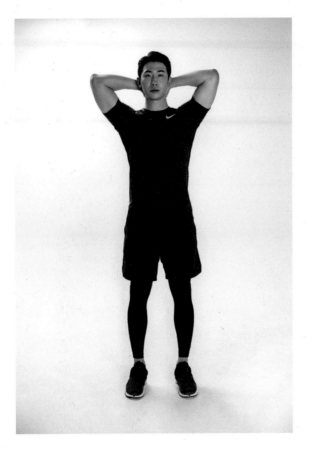

3

양발을 모으고 양손은 머리 뒤로 올려줍니다.

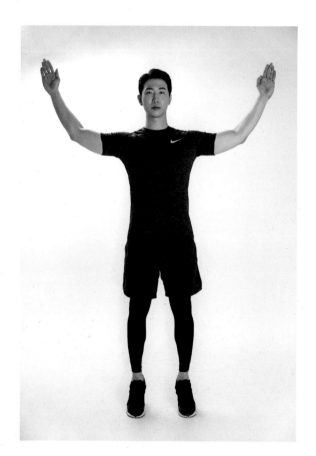

4

점프와 동시에 팔을 벌려 내리면서 다리도 벌려줍니다.

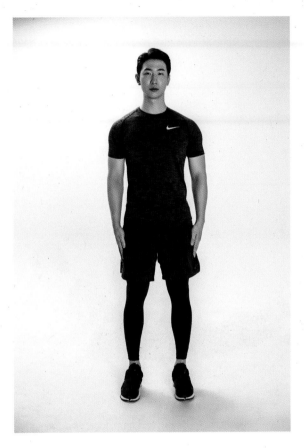

5
시작 자세로 돌아옵니다. 필요한 횟수만큼 반복합니다.

⫟⫟ 플랭크

몸 전체에 힘이 들어가는 전신운동으로, 버티는 동작을 실시하는
등척성 운동입니다. 기본체력을 길러주는 데 효과적입니다.

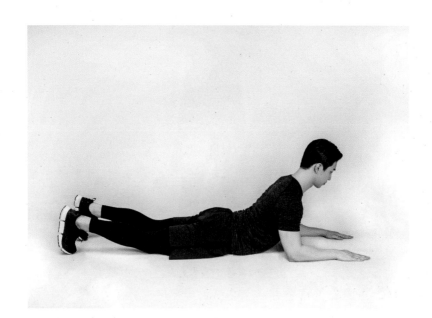

1
어깨부터 팔꿈치가 지면과 수직이 되게 하여 엎드립니다.

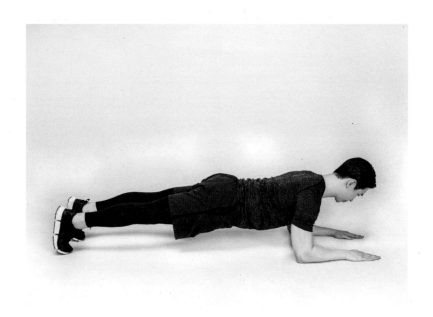

2
....
엉덩이와 무릎을 들어올려 몸(머리/등/허리/엉덩이/다리)이 일자가 되게 합니다.
이 자세에서 복부에 힘을 주고 개인의 체력에 맞춰 버티기를 실시해줍니다.

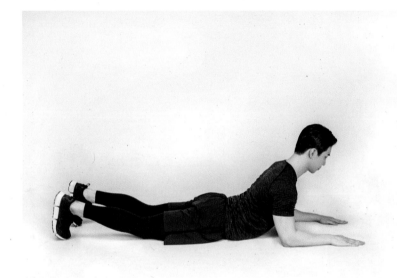

3
....
천천히 시작 자세로 돌아옵니다. 필요한 횟수만큼 반복합니다.

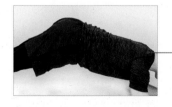

주의
엉덩이가 위로 들리게 되면 몸 전체가 아닌 일
부에만 힘이 집중될 수 있으므로 주의합니다.

체력을 기르기 위한 운동

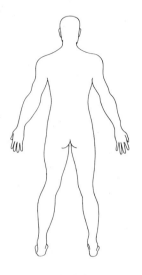

암 워킹

버피 테스트

점핑잭

플랭크

하체가 슬림해지는 운동

남성분들 중에 하체운동을 소홀히 하는 분들이 많습니다. 하체가 두꺼우면 바지를 입을 때 핏이 살지 않는다고 생각하기 때문입니다. 이 생각에 동의합니다. 바지가 꽉 끼는 듯한 허벅지를 보고 있자면 부담스러운 느낌마저 듭니다. 하지만 반대로 너무 가느다란 하체는 부실해 보이며 남성미를 깎아내게 됩니다.

우리는 부실해 보이지 않으면서 슬림한 하체를 만드는 데 주력해야 합니다. 그러한 핏한 하체라인을 만들기 위해서는 하체의 지방량을 줄이고 적당량의 근육을 만들어주어야 합니다. 바벨과 덤벨을 이용한 중량 하체운동보다는 맨몸 하체운동을 위주로 운동해주셔야 슬림한 하체라인을 만들 수 있습니다. 우리의 몸을 잘만 활용한다면 우리의 몸은 가장 좋은 운동기구가 될 것입니다. 그리고 만약 하체가 가늘다고 생각되는 분은 하체운동에 비중을 두고 운동해주시기 바랍니다.

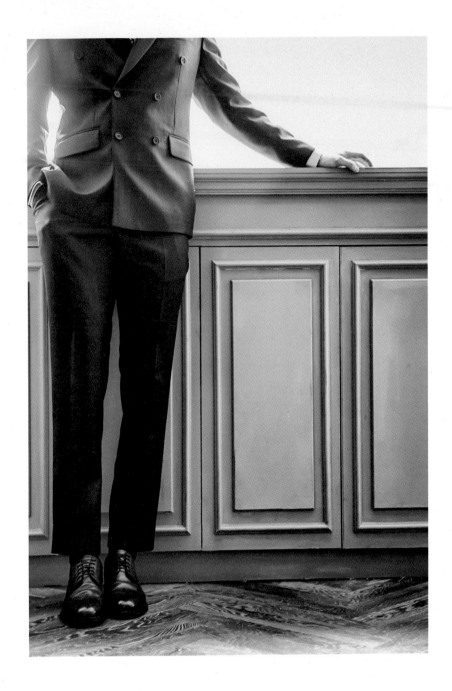

스쿼트

가장 기본적인 하체운동으로, 하체 전반적인 근육을 발달시켜
탄탄하고 근력 있는 다리라인을 만들어줍니다.

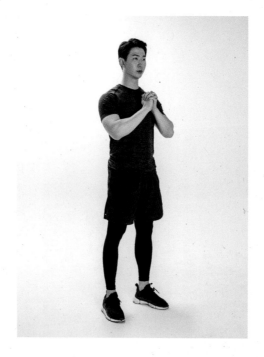

1
발을 어깨너비로 벌리고 양쪽 발끝을 약 15~30도 정도 바깥쪽을 바라보게 합니다.
양손으로 가슴 앞에 깍지를 낍니다.

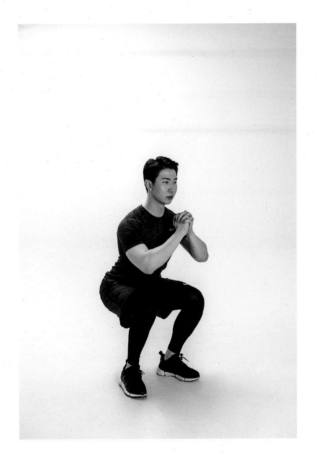

2

숨을 들이쉬면서 허벅지가 바닥과 평행이 될 때까지 서서히 앉아줍니다.

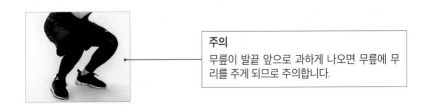

주의

무릎이 발끝 앞으로 과하게 나오면 무릎에 무리를 주게 되므로 주의합니다.

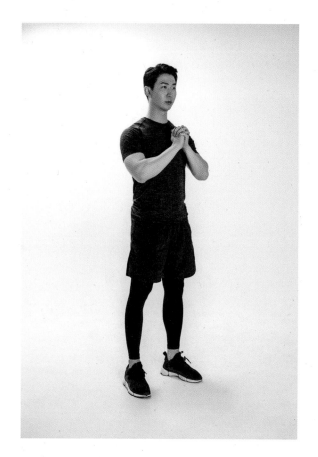

3
숨을 내쉬면서 천천히 시작 자세로 돌아옵니다. 필요한 횟수만큼 반복합니다.

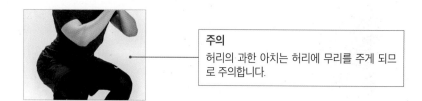

주의
허리의 과한 아치는 허리에 무리를 주게 되므로 주의합니다.

⫘ 와이드 스쿼트

스쿼트의 변형 동작으로, 허벅지 안쪽 라인을
슬림하게 만들어주는 운동입니다.

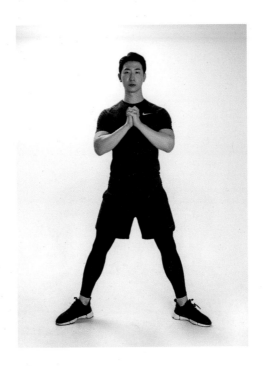

1
발을 어깨너비보다 한 발짝 더 벌리고 양쪽 발끝을 약 45도 정도 바깥쪽을 바라보게 합니
다. 양손으로 가슴 앞에 깍지를 낍니다.

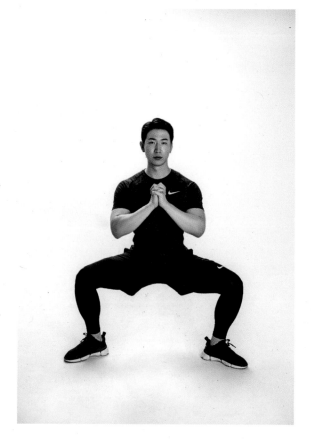

2

숨을 들이쉬면서 허벅지가 바닥과 평행이 될 때까지 서서히 앉아줍니다. 이때 무릎은 발끝 바로 위에 위치하도록 합니다.

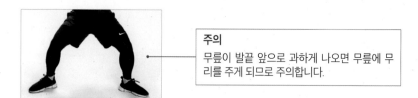

주의
무릎이 발끝 앞으로 과하게 나오면 무릎에 무리를 주게 되므로 주의합니다.

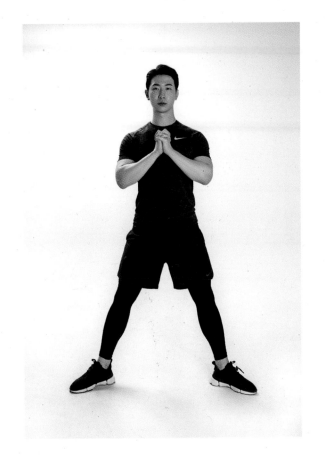

3

숨을 내쉬면서 천천히 시작 자세로 돌아옵니다. 필요한 횟수만큼 반복합니다.

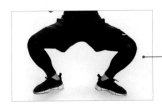

주의
무릎이 발끝 위치보다 과하게 안쪽으로 모아지면 무릎에 무리를 주게 되므로 주의합니다.

내로우 스쿼트

스쿼트의 변형 동작으로, 허벅지 바깥쪽 라인을
슬림하게 만들어주는 운동입니다.

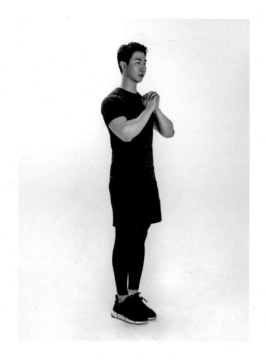

1

양쪽 발끝이 정면을 바라보게 한 상태에서 양발과 무릎을 맞닿게 합니다.
양손으로 가슴 앞에 깍지를 낍니다.

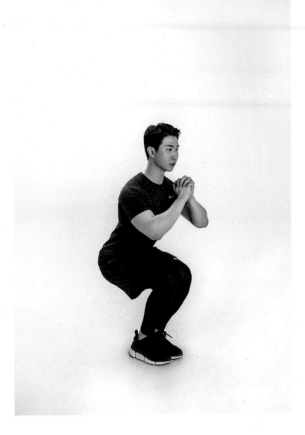

2
숨을 들이쉬면서 허벅지가 바닥과 평행이 될 때까지 서서히 앉았다가 시작 자세로 돌아옵니다.

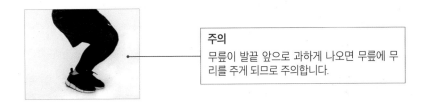

주의
무릎이 발끝 앞으로 과하게 나오면 무릎에 무리를 주게 되므로 주의합니다.

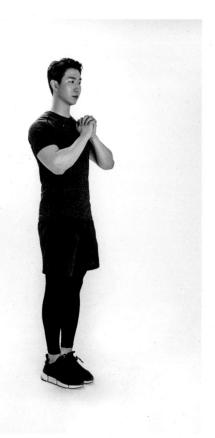

3

숨을 내쉬면서 천천히 시작 자세로 돌아옵니다. 필요한 횟수만큼 반복합니다.

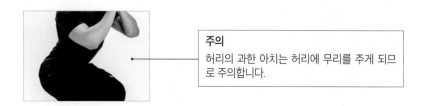

주의
허리의 과한 아치는 허리에 무리를 주게 되므로 주의합니다.

⫘ 런지

하체를 전반적으로 사용하기 때문에 멋진 하체라인을 만드는 데
효과적인 것은 물론 엉덩이 근육도 함께 만들어주는 운동입니다.

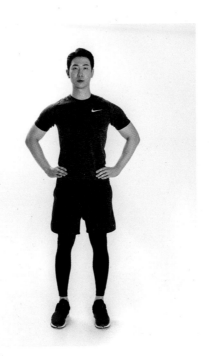

1
발을 골반너비로 벌리고 허리에 손을 올려줍니다.

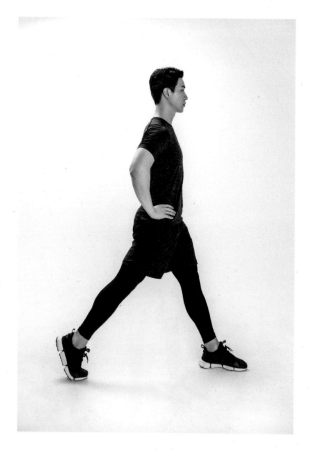

2
오른발을 뒤로 70~100cm 정도 빼주고 뒤꿈치를 세워줍니다. 시선은 정면을 봅니다.

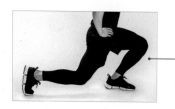

주의
앞쪽 다리의 무릎이 발끝 앞으로 과하게 나오면
무릎에 무리를 주게 되므로 주의합니다.

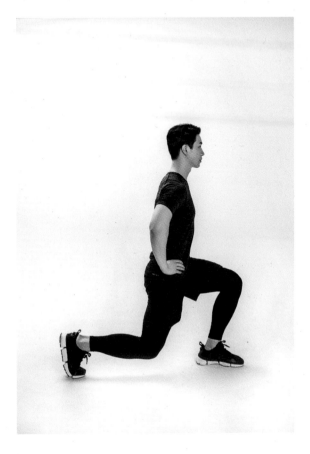

3

숨을 들이쉬면서 상체를 똑바로 펴고 왼쪽 무릎이 바닥에 닿는 느낌으로 몸을 내려줍니다.

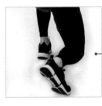

주의
발이 기울어지면 무릎의 위치가 변하게 되고
중심이 흔들리게 되므로 주의합니다.

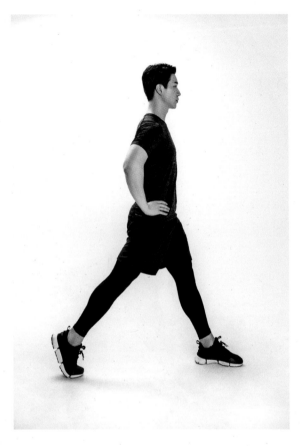

4

숨을 내쉬면서 하체의 힘을 이용해서 천천히 몸을 일으킵니다. 위아래로 반복해줍니다.

반대쪽도 같은 방법으로 실시

하체가 슬림해지는 운동

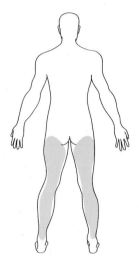

스쿼트

와이드 스쿼트

내로우 스쿼트

런지

균형 잡힌 어깨를 만드는 운동

　　남자가 슈트를 입을 때 가장 남성성을 강조할 수 있는 부위는 두 말할 필요 없이 어깨입니다. '어깨 깡패'라는 단어가 있을 정도로 남녀노소 어깨에 열광합니다. 남자의 슈트핏에서 어깨는 중요한 역할을 담당합니다. 그러므로 우리는 다부진 어깨(전면, 측면, 후면)를 만들기 위한 운동에 비중을 두고 운동해주셔야 합니다.

　균형 잡힌 어깨를 만드는 운동을 생각하면 어깨근육만 운동해야 한다고 생각할 수 있습니다. 그러나 어깨라인을 살리기 위해서는 어깨운동 뿐만 아니라 등운동을 같이 해주어야 더 효과적입니다. 두 어깨 사이에는 등판이 존재합니다. 그 등판을 다지지 못하면 어깨라인을 살리는 데 한계에 봉착하게 됩니다. 균형 잡힌 어깨라인을 만들기 위해서 꼭 어깨운동과 등운동을 병행해주시기 바랍니다. 그래야 더 단시간에 효율적으로 균형 잡힌 어깨를 만들 수 있습니다.

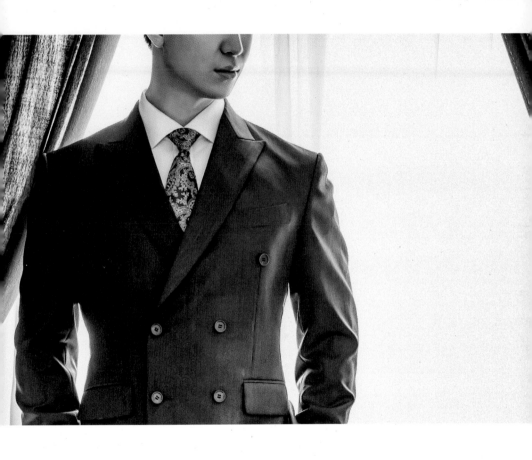

⫴ 데드리프트

평소에 자주 사용하지 않는 허리부분의 근육발달에 효과적인 운동으로,
대표적인 등운동 중 하나입니다. 어깨가 넓어 보이는 효과는 물론
몸에 힘을 기를 수 있습니다.

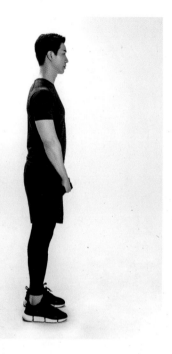

1

발을 어깨너비로 벌리고 덤벨을 허벅지 앞쪽에 올려줍니다.

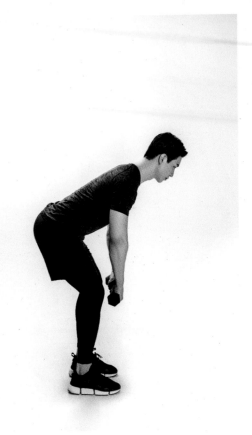

2
숨을 들이쉬면서 무릎을 구부리는 동시에 엉덩이를 뒤로 빼며 상체를 숙여 덤벨을 내려줍니다.
이때 허리가 굽지 않게 유지하면서 유연성이 허락하는 만큼 덤벨을 내려줍니다.

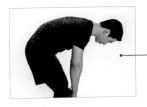

주의
허리가 구부러지면 허리에 무리를 주게 되므로 유연성이 가능한 범위까지만 내려가주셔야 합니다.

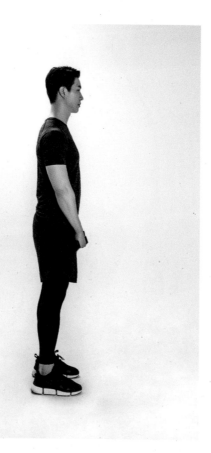

3
....
숨을 내쉬면서 천천히 시작 자세로 돌아옵니다. 필요한 횟수만큼 반복합니다.

벤트오버 덤벨로우

등근육을 전체적으로 발달시키기 위한 운동으로, 넓어진 등근육은
어깨가 넓어 보이는 효과를 가져옵니다.

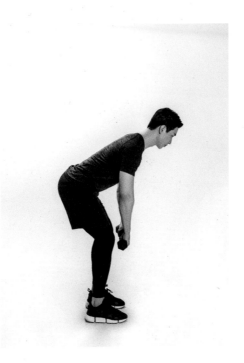

1

양발을 어깨너비만큼 넓히고 손등이 앞을 향하도록 덤벨을 잡고 섭니다.
골반을 뒤로 빼며 덤벨을 무릎 높이에 위치시킵니다.

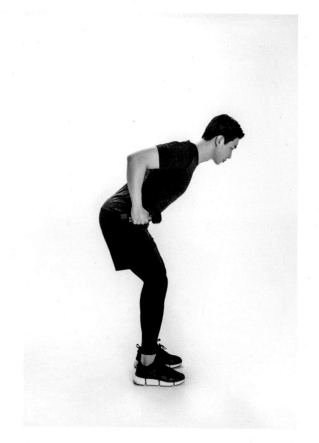

2
숨을 내쉬면서 두 손바닥이 마주 보도록 덤벨을 배꼽 쪽으로 들며 등을 수축해줍니다.

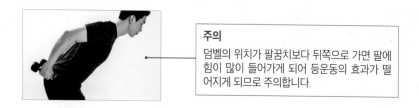

주의
덤벨의 위치가 팔꿈치보다 뒤쪽으로 가면 팔에 힘이 많이 들어가게 되어 등운동의 효과가 떨어지게 되므로 주의합니다.

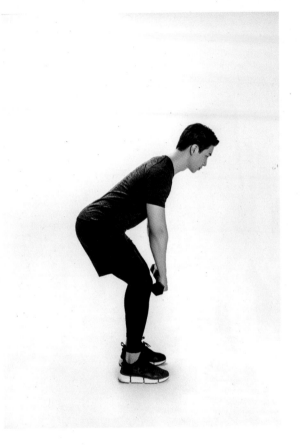

3
숨을 들이쉬면서 천천히 시작 자세로 돌아옵니다. 필요한 횟수만큼 반복합니다.

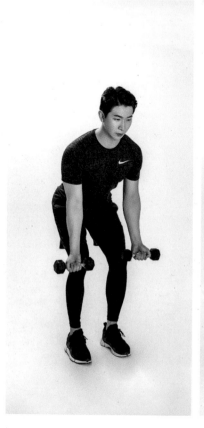
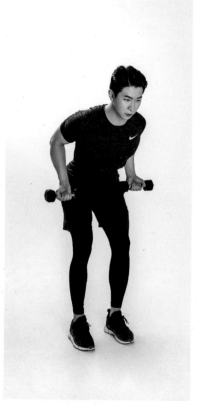

응용

언더그립으로 동작을 실시해도 같은 등부위를 운동하게 됩니다.
하지만 세부적으로 집중되는 근육이 달라 등에 좀 더 다양한 자극을 줄 수 있습니다.

⫙ 덤벨 숄더 프레스

어깨의 볼륨감과 윤곽을 잡아주는 운동으로,
가장 대중적인 어깨운동 중 하나입니다.

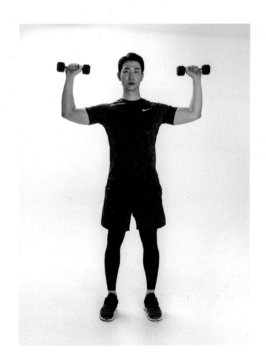

1
바르게 선 상태에서 덤벨을 귀 높이까지 들어줍니다. 이때 팔꿈치가 직각이 되게 합니다.

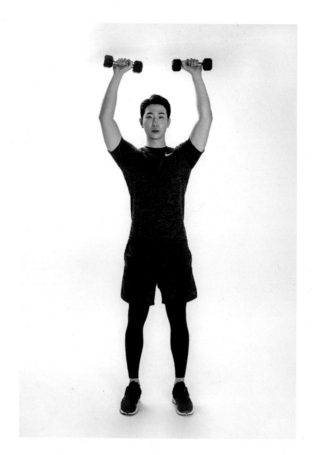

2

숨을 내쉬면서 삼각형을 그리며 덤벨을 어깨 위로 들어올려줍니다.

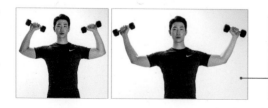

주의
팔꿈치보다 손의 위치가 너무 좁혀지거나 벌어지면 팔에 힘이 많이 들어가게 되므로 주의합니다.

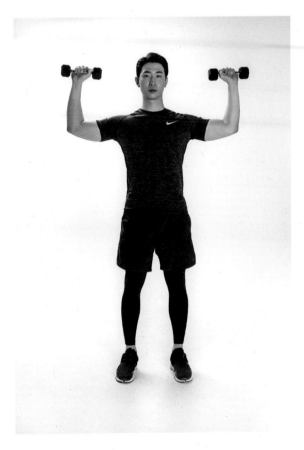

3
숨을 들이쉬면서 천천히 시작 자세로 돌아옵니다. 필요한 횟수만큼 반복합니다.

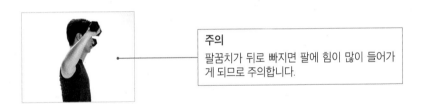

주의
팔꿈치가 뒤로 빠지면 팔에 힘이 많이 들어가
게 되므로 주의합니다.

프론트 레터럴 레이즈

어깨에서 특히 전면을 강화시키기 위한 운동으로,
동작이 간단하여 쉽게 따라 할 수 있습니다.

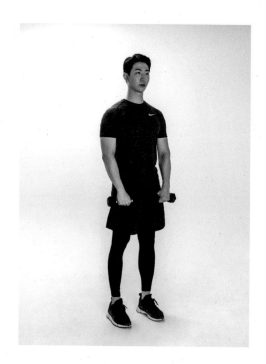

1

발을 어깨너비로 벌리고 덤벨을 들어 허벅지 앞에 위치시켜줍니다.

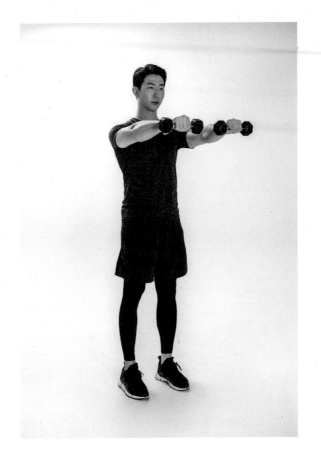

2

숨을 내쉬면서 어깨 전면에 저항을 느끼며 덤벨의 위치가 어깨보다 높지 않게 앞으로 들어
줍니다.

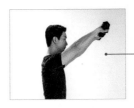

주의
덤벨의 위치가 어깨보다 위로 올라가면 어깨에
들어가야 할 힘이 목 주변으로 분산되므로 주
의합니다.

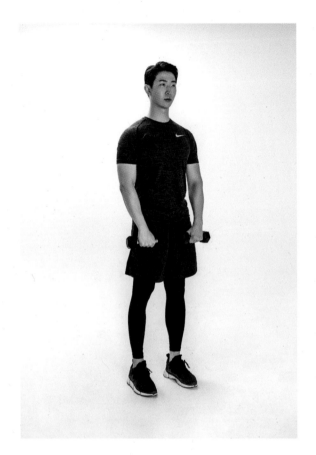

3

숨을 들이쉬면서 천천히 시작 자세로 돌아옵니다. 필요한 횟수만큼 반복합니다.

╟┫╟ 사이드 레터럴 레이즈

어깨 측면을 강화시키기 위한 단관절 운동으로,
자극 부위의 범위를 제한할 수 있어 좀 더 수축에 집중할 수 있습니다.

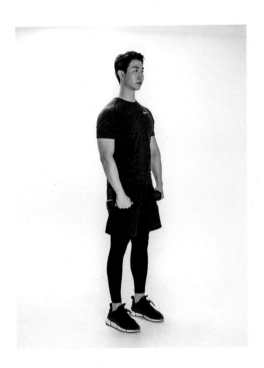

1
발을 어깨너비로 벌리고 덤벨을 들어 손바닥이 몸쪽을 향하도록 섭니다.

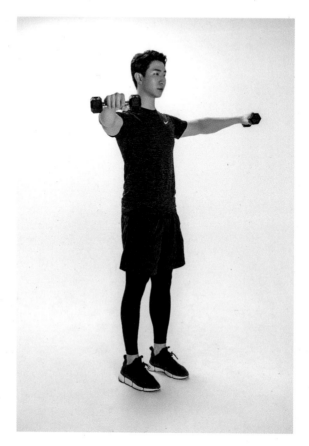

2

숨을 내쉬면서 팔꿈치를 살짝 구부린 상태에서 어깨 측면에 자극을 느끼며 덤벨을 양옆으로 들어올립니다.

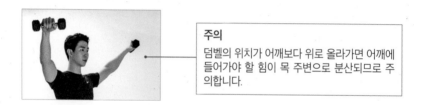

주의
덤벨의 위치가 어깨보다 위로 올라가면 어깨에 들어가야 할 힘이 목 주변으로 분산되므로 주의합니다.

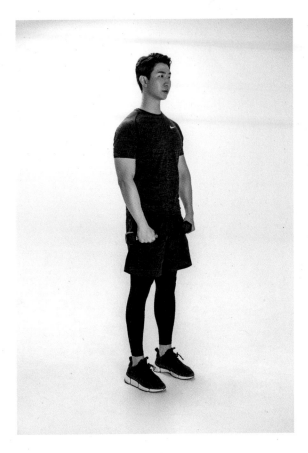

3
숨을 들이쉬면서 천천히 시작 자세로 돌아옵니다. 필요한 횟수만큼 반복합니다.

⟨⟩⟨⟩ 벤트오버 레터럴 레이즈

어깨 후면을 강화시키기 위한 운동으로, 볼륨감 있는 어깨를 위해서는
어깨 전면과 측면뿐 아니라 어깨 후면을 운동해주어야 합니다.

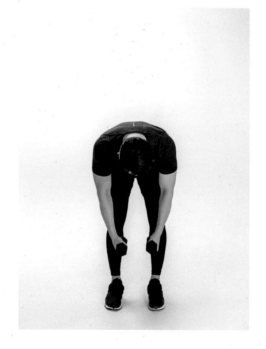

1

발을 어깨너비로 벌리고 무릎을 살짝 구부린 상태에서 상체를 숙여줍니다.
양손이 서로 마주 보게 덤벨을 잡아줍니다.

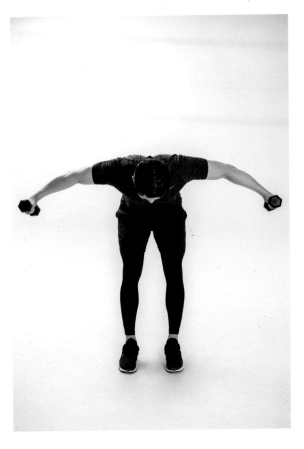

2

숨을 내쉬면서 어깨 후면에 자극을 느끼며 팔꿈치와 어깨가 평행선이 될 때까지 덤벨을 들어
올려줍니다.

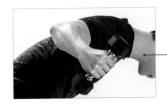

주의
팔꿈치가 과하게 뒤로 빠지면 어깨 후면에 들어
가야 할 힘이 주변으로 분산되므로 주의합니다.

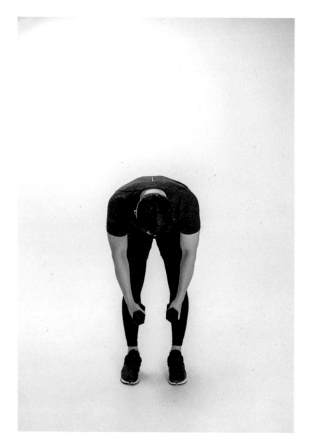

3
숨을 들이쉬면서 천천히 시작 자세로 돌아옵니다. 필요한 횟수만큼 반복합니다.

균형 잡힌 어깨를 만드는 운동

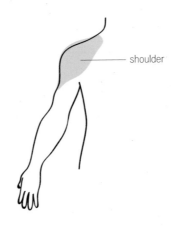

shoulder

데드리프트

벤트오버 덤벨로우

덤벨 숄더 프레스

프론트 레터럴 레이즈

사이드 레터럴 레이즈

벤트오버 레터럴 레이즈

코어가 탄탄해지는 운동

마흔의 몸매 목표 중 단연 1순위는 바로 '탄탄한 복부라인 만들기'입니다. 탄탄한 복부라인 만들기는 복근운동만 한다고 되는 것이 아니라 코어근육들을 전체적으로 아울러 운동해주셔야 합니다.

우리 신체의 중심부를 의미하는 코어란 말은 자주 들어보셨을 겁니다. 하지만 코어근육이 정확히 어디를 의미하는지 혼란스러운 분이 있을 겁니다. 코어근육이란 척추를 감싸고 있는 근육들을 말합니다. 복부, 골반 주변, 허리와 엉덩이 근육들이 모두 코어근육입니다.

열심히 코어근육을 운동한다면 셔츠 위로 볼록하게 보이는 처진 복부를 잡아주는 효과를 볼 수 있습니다. 또한 척추의 구조물들을 잡아주는 힘이 생기게 되어 허리 건강에도 상당한 기여를 하게 됩니다. 볼록한 복부에서 벗어나 건강한 허리라인을 원하신다면 코어운동에 비중을 두시기 바랍니다.

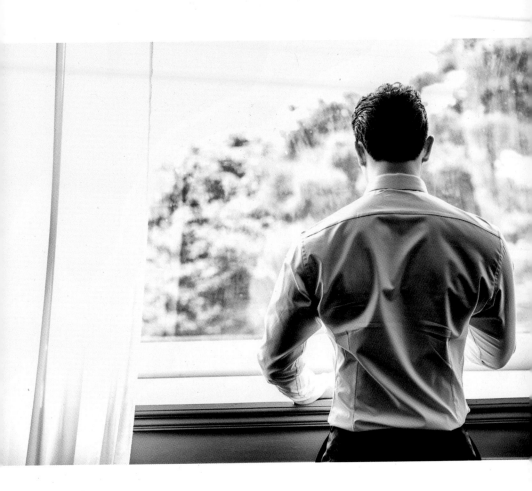

굿모닝 익스텐션

허리를 강화할 수 있는 동작으로, 코어를 받치고 있는 허벅지 뒤쪽도
함께 운동이 되어 튼튼한 허리를 만들어줍니다.

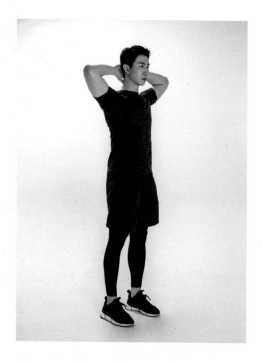

1

발을 어깨너비로 벌리고 양손을 머리 뒤로 얹고 바르게 서줍니다.

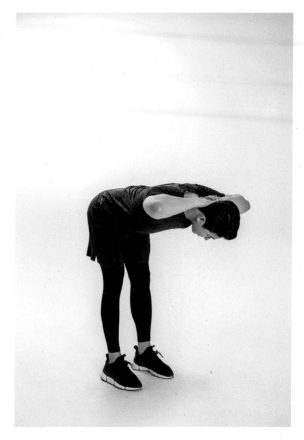

2

숨을 들이쉬면서 허리와 허벅지 뒤쪽의 자극을 느끼며 상체를 앞으로 숙여줍니다.
이때 등과 다리를 편 상태에서 동작을 실시합니다.

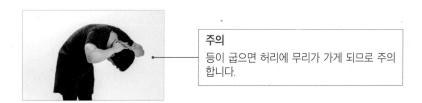

주의
등이 굽으면 허리에 무리가 가게 되므로 주의
합니다.

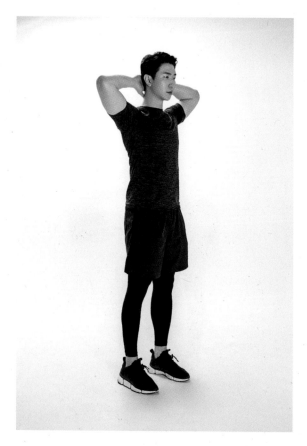

3
....
숨을 내쉬면서 천천히 시작 자세로 돌아옵니다. 필요한 횟수만큼 반복합니다.

⦗H⦘ 브릿지

엉덩이와 허리를 함께 강화시켜주는 운동입니다.
장시간 책상에 앉아 있었거나 요통이 있을 때 효과적인 동작입니다.

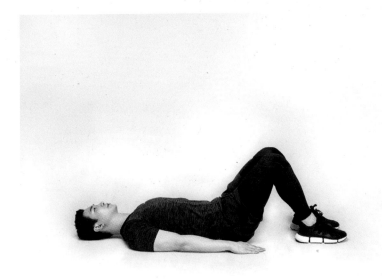

1
천장을 바라보고 누워줍니다. 양팔은 골반 옆에 놓고 무릎을 굽혀 A자를 만들어줍니다.

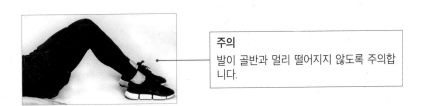

주의
발이 골반과 멀리 떨어지지 않도록 주의합니다.

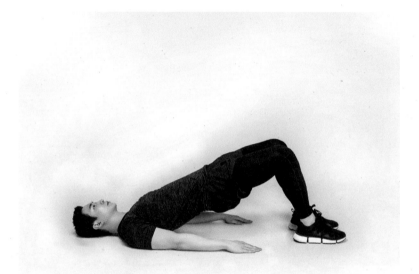

2

숨을 내쉬면서 엉덩이의 수축을 느끼며 골반을 위로 들어올려줍니다.

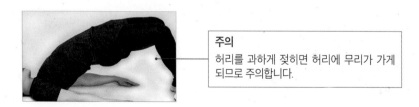

주의
허리를 과하게 젖히면 허리에 무리가 가게
되므로 주의합니다.

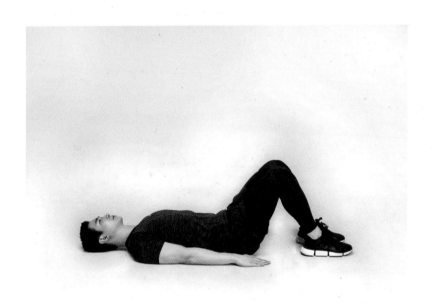

3

숨을 들이쉬면서 천천히 시작 자세로 돌아옵니다. 필요한 횟수만큼 반복합니다.

{H} 백킥

허리를 받치고 있는 엉덩이를 강화시키는 운동으로,
'뒤태 미남'을 만들 뿐 아니라 허리건강까지 챙길 수 있는 동작입니다.

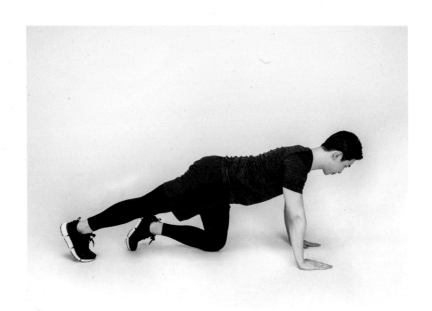

1
팔과 다리를 어깨너비로 벌리고 고양이 자세를 만들어줍니다.
오른쪽 다리는 뒤로 쭉 뻗어 준비 자세를 만들어줍니다.

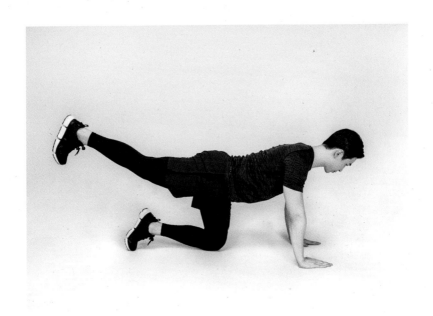

2
숨을 내쉬면서 오른쪽 다리를 들어올리며 엉덩이를 수축해줍니다.

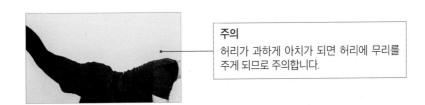

주의
허리가 과하게 아치가 되면 허리에 무리를
주게 되므로 주의합니다.

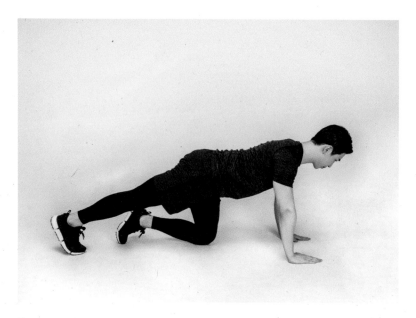

3
⋮
숨을 들이쉬면서 천천히 시작 자세로 돌아옵니다. 필요한 횟수만큼 반복합니다.
반대쪽도 같은 방법으로 실시

{H} 레그레이즈

코어에 전반적으로 힘이 들어가는 복부운동으로,
특히 하복부 강화에 매우 뛰어난 운동입니다.

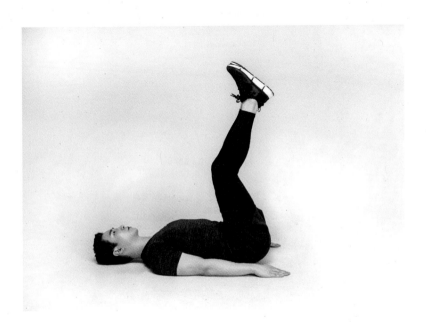

1
양손을 몸 옆에 자연스럽게 두고 누워줍니다. 복부 힘으로 다리를 들어올려 준비 자세를 취
합니다. 이때 다리를 최대한 펴주시는 게 좋지만 유연성에 따라서 다리를 조금 굽히셔도 됩
니다.

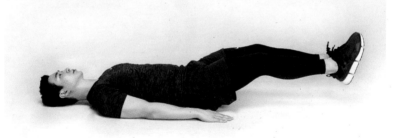

2
....
숨을 들이쉬면서 복부의 긴장을 유지하며 다리를 천천히 내려줍니다.

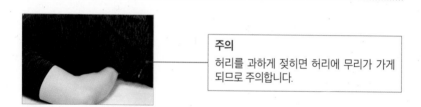

주의
허리를 과하게 젖히면 허리에 무리가 가게
되므로 주의합니다.

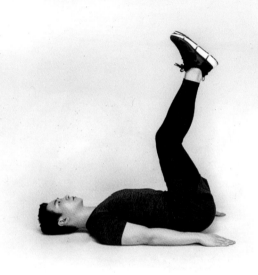

3
숨을 내쉬면서 천천히 시작 자세로 돌아옵니다. 필요한 횟수만큼 반복합니다.

크런치

상복부 강화에 매우 뛰어난 운동으로, 싯업과 다르게 허리 부분이 바닥에서
떨어지지 않아 코어에 안정감을 갖고 운동할 수 있습니다.

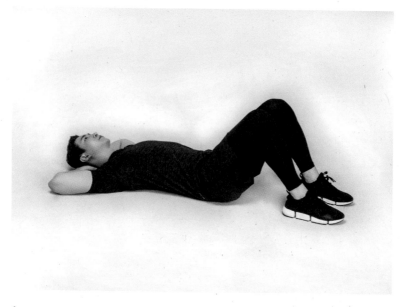

1
바닥에 누워 무릎을 굽히고 양손을 머리나 귀에 살짝 얹어줍니다.

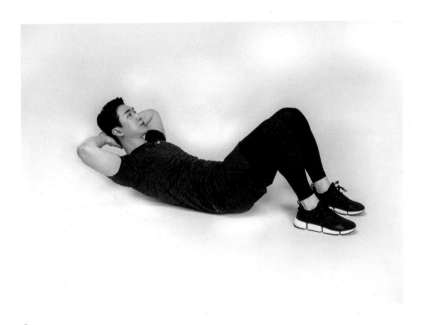

2
....
숨을 내쉬면서 상복부의 긴장을 유지한 상태로 어깨가 바닥에서 10~20cm 정도 들릴 때까지 상체를 둥글게 말며 들어줍니다.

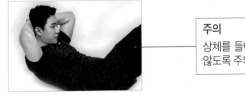

주의
상체를 들어올리면서 머리를 과하게 당기지 않도록 주의합니다.

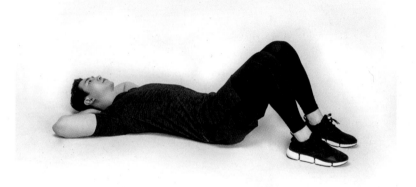

3

숨을 들이쉬면서 천천히 시작 자세로 돌아옵니다. 필요한 횟수만큼 반복합니다.

⸨⸩ 사이드 크런치

몸 중심부에 위치한 옆구리를 강화할 수 있는 운동으로,
탄탄한 코어를 만들어줍니다.

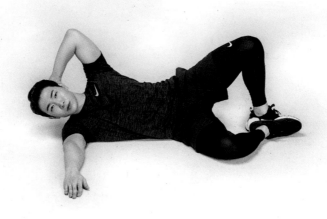

1

누운 상태에서 몸을 45도 옆으로 돌려줍니다. 오른팔을 바닥에 붙여 몸의 균형을 유지하고
왼손을 머리 뒤에 얹어줍니다. 이때 양다리를 90도 굽혀 오른다리는 바닥에 붙이고 왼다리
는 세워줍니다.

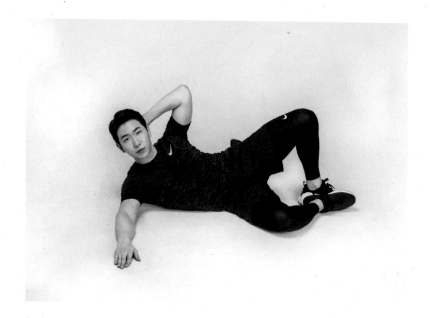

2

숨을 내쉬면서 왼쪽 팔꿈치와 왼쪽 무릎이 닿는 느낌으로 상체를 들어올려 옆구리를 수축해줍니다.

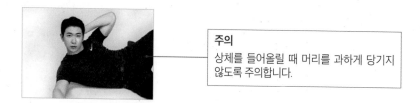

주의

상체를 들어올릴 때 머리를 과하게 당기지 않도록 주의합니다.

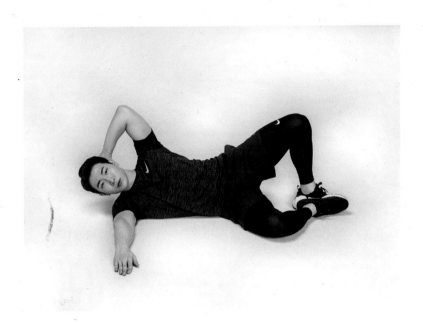

3

숨을 들이쉬면서 천천히 시작 자세로 돌아옵니다. 필요한 횟수만큼 반복합니다.

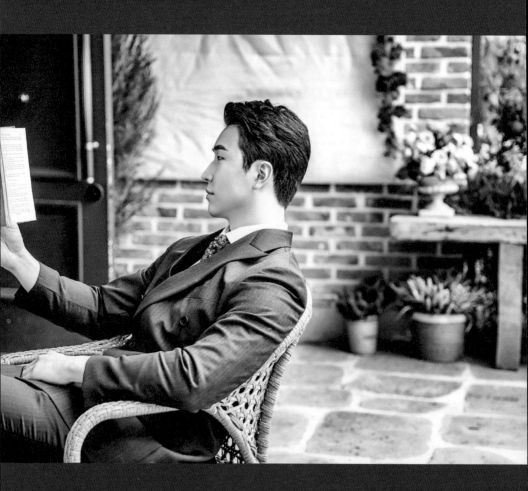

PART

4

마흔에
식단이 달라져야 하는 이유

식단이
완벽한 슈트핏의 시작이다

식단으로 몸매 관리를 시작하십시오. 식단은 건강과 몸매 관리를 위한 토대가 됩니다. 식단 관리를 하지 않는다면 토대가 없는 것이나 다름이 없으며 그만큼 무너지기 쉽습니다. 반대로 신경 써서 관리한다면 가장 적은 노력으로 가장 큰 효과를 볼 수 있습니다. 이렇게 중요한 역할을 담당하는 식단은 다이어트의 성공과 실패를 좌우한다 해도 과언이 아닙니다.

하루 세 번 이러한 성공과 실패의 기로에 서게 됩니다. 곰곰이 생각해보면 하루 세 번이라는 빈도는 절대 높은 빈도수가 아닙니다. 그러나 이런 단 세 번의 식사도 제대로 챙기지 못하고 있는 것이 현실입니다. 아침을 거르기가 다반사고 먹는다 해도 영양분이 균형 잡히지 못한 간단한 음식을 섭취합니다. 점심은 보통 함께 먹기 때문에 식단조절을 하기가 어려우며 저녁에는 과식과 과음이 잦습니다. 이것이 실상입니다. 끼니 중 한두 끼를 제대로 섭취하더라도 나머지를 실패한다면 성공적인 식단이라고 할 수 없습니다. 세 끼 모두 균형 잡힌 식사를 해야 합니다. 그래야만 건강과 몸매 관리를 위한 토대를 만들 수 있습니다.

더욱이 이제는 균형 잡힌 식단을 실행해야 할 나이입니다. 나이를 먹으면서 소화흡수 능력이 저하되고 예전과 같은 양의 단백질을 섭취해도 근육이 잘 생기지 않게 됩니다. 반면에 생명유지와 관련된 지방은 오히려 더 쉽게 축적됩니다. 이러한 상태에서 식단을 제대로 지키지 않는 것은 좋지 않은 선택입니다.

또 간혹 식단을 조절하지 않고 운동으로만 관리하려는 분들이 있는데 식단과 운동 둘 다 하지 않는 것보다는 운동이라도 하는 게 분명히 낫습니다. 하지만 이는 식단의 중요도를 낮게 보는 태도입니다. 운동으로만 관리하는 것에는 한계가 있습니다. 적절한 표현으로 "식단을 조절하지 않고 근력운동을 한다면 근육돼지가 된다"라는 말이 있습니다. 이처럼 운동만으로는 몸매 관리에 성공하기 어렵습니다. 운동을 한다고 해도 칼로리 섭취량에 비해 소비량이 낮다면 지방량이 늘어 살이 찌기 때문입니다. 무조건 운동과 함께 식단 관리가 동반돼야만 합니다.

이 책에서 추천하는 식단은 지금까지 설명한 올바른 다이어트 식단의 조건을 모두 충족시킴과 동시에 마흔에게 있어 가장 이상적인 식단입니다. 몸매 관리의 토대가 되어줄 식단을 통해 완벽한 슈트핏 만들기를 시작하십시오.

내 몸의
체형 변화를 가져온 식단들

체형 변화는 좋은 쪽이든 안 좋은 쪽이든 그 과정이 하루아침에 이루어지지 않습니다. 체형의 변화는 오랜 시간의 결과물입니다. 어떤 영양소를 얼마나 섭취했는지에 따라서 우리의 체형은 많은 영향을 받게 됩니다. 그리고 그렇게 만들어진 체형이 바로 현재 우리의 체형입니다.

하지만 안타까운 것은 어떤 식단이 우리의 체형을 좋게 만들어주었고 어떤 식단이 우리의 체형을 안 좋게 만들었는지를 구별할 줄 아는 잣대가 없다는 겁니다. 현재 어떤 식단이 더 효과적인지에 관한 의견들이 분분하고 인터넷에 떠도는 글들에도 잘못된 정보가 많습니다. 어떤 사람은 이 식단이 효과적이라 하고 어떤 사람은 저 식단이 효과적이라고 합니다. 같은 식단을 취해도 효과를 보는 사람이 있는 반면 효과를 보지 못하는 사람도 있습니다. 인터넷 글만 읽어서는 어떤 식단이 우리 몸에 어떤 영향을 주었는지 알 수 없습니다.

그러면 전문가 입장에서 어떤 식단들이 우리의 체형을 안 좋게 만들었고 어떤 식단들이 우리의 체형을 좋게 만들었는지 설명 드리겠습니다. 일단 체형에 좋지 않은 식단부터 말씀드리면 원푸드, 고지방, 고탄수화물 식단 등이 있습니다. 원푸드 식단은 하나의 음식을 계속해서 섭취하는 식사법으로 섭취할 수 있는 영양소가 매우 제한적입니다. 고지방, 고탄수화물 식단은 각각 지방과 탄수화물의 섭취량이 평균적인 양보다 많다는 것을 의미합니다.

이 식단들의 공통점은 영양적으로 불균형하다는 것입니다. 어느 한쪽의 영양분이 부족해도 안 되지만 과해도 안 됩니다. 영양적으로 균형이 잡혀 있지 않다면 당연히 우리 체형에 좋지 않은 영향을 끼치게 됩니다. 운동이라는 측면을 제외하고 식단으로만 생각해봅시다. 마흔인 당신이 단백질을 먹지 않는다면 근육이 점점 빠지는 것을 막을 수는 없습니다. 또한 고탄수화물 고지방을 섭취하면 배가 나오는 것이 당연합니다. 이렇게 불균형한 식단을 따른다면 당연히 신체의 균형감을 잃을 수밖에 없습니다.

반대로 우리의 체형에 좋은 식단을 말씀드리면, 시중에 나와 있는 다이어트 도시락 식단을 그 예로 들 수 있습니다. 다이어트 도시락 식단은 칼로리가 낮고 영양적으로 균형 잡힌 식단으로 탄수화물, 단백질, 지방, 야채가 골고루 들어 있는 식단입니다. 또한 간편합니다. 다만 맛이 없습니다. 이런 밍밍함을 참고 매끼니 섭취하시는 분도 있고 한 끼에서 두 끼만 식사대용으로 드시는 분이 있습니다. 그러나 보통은 이 밍밍함을 참지 못하고 균형 잡힌 다이어트 식단을 따르지 않았기 때문에 현재 체형이 좋지 않은 것입니다. 만약 꾸준히 따랐다면 지금보다 근육량이 많을 것이고 곳곳에 낀 보기 싫은 지방들도 지금보다는 덜했을 것입니다. 그리고 이런 변화는 절대 단시간에 만들어지지 않으며 적어도 몇 년간의 잘못된 식습관으로 인해 만들어진 것입니다.

지금까지 우리가 실패 또는 성공했었던 식단들을 돌아보면서 앞으로 따라야 할 올바른 식단 형태에 대해 생각해보는 시간을 가져보기 바랍니다. 올바른 식단은 명확히 존재합니다.

단·야·탄·지의
비율만 지켜라

우리는 갓난아기 적부터 "골고루 먹어라", "편식하지 마라", "야채도 먹어라"라는 말을 자주 들으며 컸습니다. 보통 이 말을 한 귀로 듣고 한 귀로 흘려버리는 경우가 많았을 겁니다. 고기반찬을 선호하며 야채는 맛이 없고 과일은 무언가 먼 존재 같았습니다. 학창시절 수업시간에 분명 영양소의 종류, 음식별 칼로리, 비타민 결핍에 대해 배우지만 이들은 국영수가 아니기 때문에 고작 벼락치기 용도로 우리 머리에 일시적으로 저장되게 됩니다. 시험이 끝나면 얼마 지나지 않아 금방 잊어버리게 되고 앞으로 기억될 것이라곤 몇 가지의 단백질, 탄수화물, 지방의 종류와 '칼로리를 많이 섭취하면 살이 찐다' 정도의 지식만 남게 됩니다. 성인이 된 이후에도 이 지식에서 크게 벗어나지 않습니다. 그만큼 식습관에 대한 관심이 없기 때문입니다.

그렇게 나이를 한 살 한 살 먹어 우리는 마흔이라는 나이와 마주하게 된 것입니다. 마흔쯤 되면 이미 신체의 밸런스와 균형이 깨진 상태가 됩니다. 보양식을 챙겨 먹는다고 해도 일시적일 뿐 큰 효과를 거두지는 못하고 오히려 살만 찌게 됩니다. 우리는 여기서 깨닫게 됩니다. 지금까지 건강하게 음식을 섭취하지 못했다는 것을.

처음으로 돌아가 "골고루 먹어라", "편식하지 마라", "야채도 먹어라"

라는 의미를 다시 생각해보겠습니다. 이 말의 뜻은 바로 음식을 비율에 맞게 섭취해야 한다는 의미로 받아들일 수 있습니다.

그렇다면 단야탄지의 비율을 지키는 것이 다이어트에 어떤 도움을 줄까요? 비율을 맞춰 먹는 것은 건강한 몸 상태를 만들어줄 뿐 아니라 나아가 다이어트에도 도움을 주게 됩니다. 다이어트는 탄수화물과 지방의 섭취를 줄이는 것에서부터 시작됩니다. 지방이 활동에너지로 쓰이게 하기 위해 하루 섭취 칼로리를 제한하는 것입니다. 단, 탄수화물과 지방의 섭취량을 낮추라는 얘기지 섭취하지 말라는 말은 아닙니다. 이를 모르기 때문에 탄수화물과 지방을 극단적으로 줄이는 분이 있는데 이는 피해야 합니다. 탄수화물을 과하게 줄여 단야탄지의 비율을 맞추지 않고 식사를 하게 된다면 신체의 밸런스가 깨지게 되어 오히려 체지방 감소가 늦어질 수도 있습니다.

보건복지부에서 권장하는 한국인의 영양소 섭취기준(성인)은 탄수화물 55~65%, 단백질 7~20%, 지방 15~30%의 비율입니다. 만약 체중 감량을 위해 다이어트를 하고 있는 경우에는, 이 기준에서 지방 섭취를 최소화하고 탄수화물을 30% 줄여 유지하다가 추후 몸무게의 변화를 보며 식사량을 조절해주시면 됩니다. 이처럼 평상시와 다이어트 시의 영양소

비율에 맞춰서 식사를 해야만 건강하게 체지방을 줄일 수 있습니다. 비율에 맞춰서 식사를 하여 건강한 몸 상태를 만들고 보다 효율적으로 다이어트에 임하시기 바랍니다.

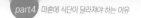

부담 없이 시작하는
멋진 남자의 핸드 다이어트 식단

보통 식단을 생각하면 철저하게 짜인 식단이 머릿속에 먼저 떠오릅니다. 그러나 마흔에 이러한 식단을 원하는 분은 없습니다. 실행하기에 상당히 부담스럽고 현실성이 떨어지기 때문입니다. 부담 갖지 않고 현실적으로 시작하기 위해서는 몇 가지 조건이 충족되어야 합니다. 이것저것 생각할 필요 없이 간편해야 하며 어느 정도 우리의 입맛에 맞아야 합니다. 그래야 부담 없이 식단을 시작할 수 있습니다. 그래서 추천 드리는 식사법이 있습니다. 바로 핸드 다이어트입니다.

핸드 다이어트는 내 손이 저울이 되어 음식의 양을 조절하고 하루 필요한 영양분을 섭취하게 돕는 방법입니다. 다시 말해 손 모양 크기에 따라서 음식의 양을 조절하기 때문에 언제 어디서나 스트레스 받지 않고 간편하게 음식을 선택하여 먹을 수 있습니다. 여기서 손 모양 크기는 네 가지로 나누어지며 그것은 각각 단백질, 야채, 탄수화물, 지방을 지칭하게 됩니다. 그러므로 단야탄지의 종류에 대해서 필수적으로 알아야 합니다.

이 식사법의 최대 장점은 여러 가지 생각할 필요가 없다는 것이며 거기에 덤으로 영양소를 균형 있게 섭취할 수 있도록 도와준다는 겁니다.

그렇기 때문에 필자는 마흔에게 핸드 다이어트를 강력 추천합니다. 지금부터 스트레스 없고 초간단한 핸드 다이어트와 단야탄지의 종류에 대해 알아보겠습니다.

내 손이 저울!
핸드 다이어트

영양소를 어떤 방식으로 얼마나 섭취해야 하는지에 대하여

※ 섭취량은 한 끼를 기준으로 합니다.

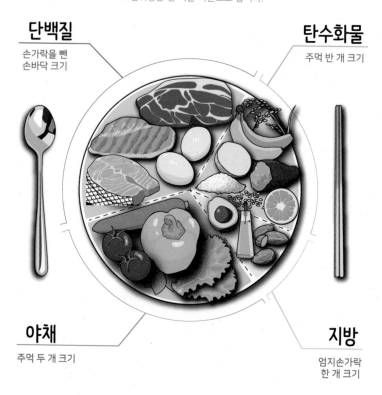

단백질
손가락을 뺀
손바닥 크기

탄수화물
주먹 반 개 크기

야채
주먹 두 개 크기

지방
엄지손가락
한 개 크기

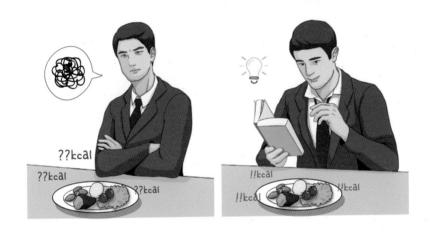

　살을 빼기 위해서는 음식 섭취량을 줄여야 합니다. 하지만 음식을 지나치게 적게 먹으면 부작용이 일어날 수 있기 때문에 먹는 양을 정확히 측정할 필요가 있습니다.

　지금부터! 가장 쉽고 효율적으로 먹는 양을 측정할 수 있는 핸드 다이어트를 소개합니다. 손의 크기와 체격은 비례합니다. 또한 손의 크기는 변할 일이 없고, 언제나 우리에게 있기 때문에 음식과 영양소를 측정하는 데 이상적인 도구입니다.

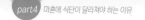

음식과 영양소별 섭취량을
손으로 측정했을 때

단백질 섭취량

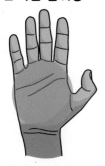

손가락을 뺀
손바닥 크기

야채 섭취량

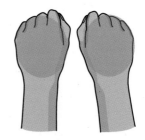

주먹 두 개 크기

탄수화물 섭취량

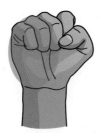

주먹 반 개 크기

지방 섭취량

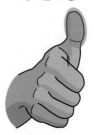

엄지손가락
한 개 크기

핸드 다이어트를 이용한
식사 준비

음식을 요리할 때는 간을 싱겁게 하고, 드레싱은 가급적 적게 섭취하시기 바랍니다.

1단계 **단백질**	고기, 계란, 생선, 조개류

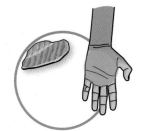

2단계 **야채**	토마토, 당근, 파프리카 상추, 기타 등등

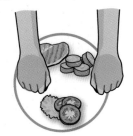

3단계 **탄수화물**	곡물, 과일 고구마, 감자

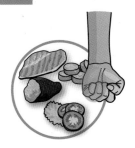

4단계 **지방**	견과류, 씨앗, 기름

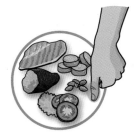

만약 이대로 3~4끼를 섭취하게 될 경우 우리는 대략 1300~1600칼로리를 섭취하게 되고, 이는 마흔의 1일 권장 칼로리보다 35~45% 정도 적은 양입니다.

단백질

우리가 키우려는 근육의 주성분은 단백질입니다. 때문에 단백질 섭취는 근육을 키우기 위한 필수조건입니다.

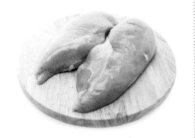

닭가슴살

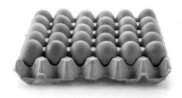

계란

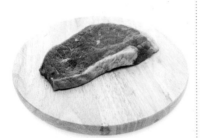

소고기

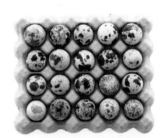

메추리알

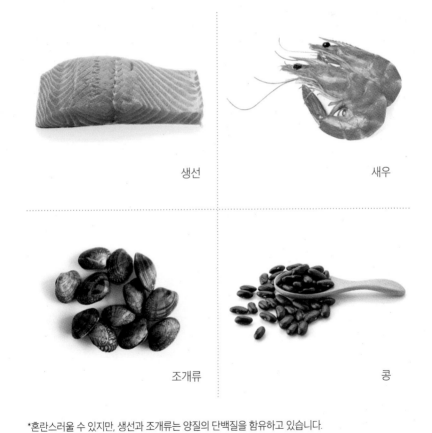

생선

새우

조개류

콩

*혼란스러울 수 있지만, 생선과 조개류는 양질의 단백질을 함유하고 있습니다.

*단백질을 과하게 섭취하면 우리 몸에 문제를 일으킬 수 있습니다. 섭취한 단백질은 먼저 인체의 조직합성과 에너지원으로 사용되지만 남은 단백질은 결국 지방의 형태로 저장되게 됩니다. 또한 과도한 단백질 섭취 시 골다공증 및 위, 췌장, 간, 신장 기능 약화를 일으킬 수 있습니다.

야채

채소는 비타민A, B, C의 공급원이 되며 무기질 중에 칼륨(K), 칼슘(Ca)이 풍부합니다. 또한 알칼리성 식품으로서 체액이 중성을 유지하는 데 중요한 기여를 합니다.

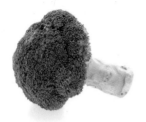

브로콜리

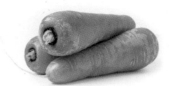

당근

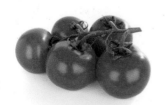

토마토

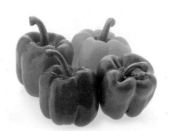

파프리카

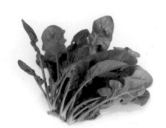

시금치

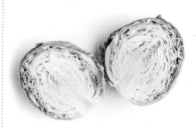

양배추

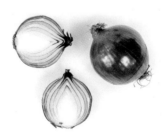

양파

탄수화물

 탄수화물은 사람이 살아가는 데 있어 기본이 되는 영양소이며 뼈와 근육이 움직이는 데 필요한 에너지원입니다.

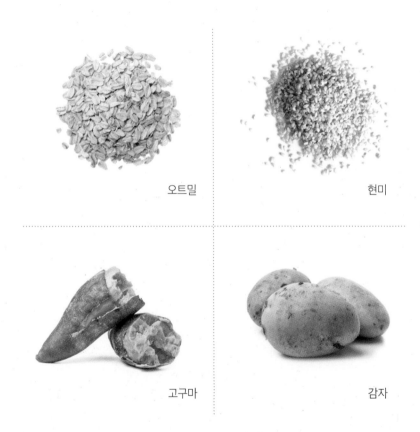

오트밀

현미

고구마

감자

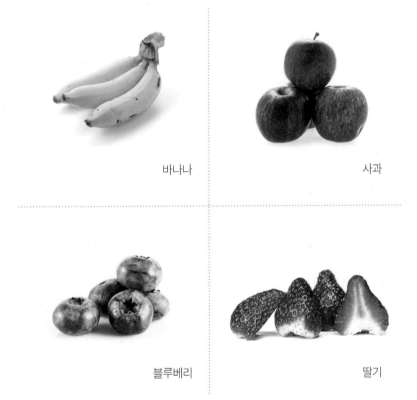

바나나

사과

블루베리

딸기

*다이어트 중 탄수화물을 안 먹거나 급격하게 줄이는 경우가 있습니다. 섭취하는 칼로리를 줄이더라도 신체기능 유지를 위해서는 성인 기준 하루 최소 100g의 탄수화물을 섭취해야 합니다.

*과일은 엄연한 탄수화물입니다. 과일의 과당은 독특한 탄수화물 분해물이며 대량으로 체내에 들어오면 지방간이 발생할 수 있습니다.

지방

지방은 위 내 정체시간이 길기 때문에 포만감을 줍니다. 또한 음식의 맛을 좋게 만들어 좀 더 맛있게 다이어트를 할 수 있도록 도와줍니다.

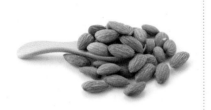

아몬드

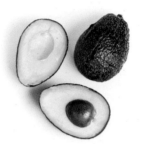

아보카도

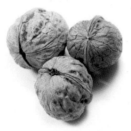

호두

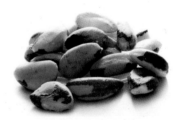

브라질 너트

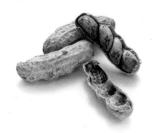

*지방이 건강에 해로운 영양소라는 인식이 있습니다. 트랜스지방, 혈관 속 지방, 복부지방이 누적되면 몸에 해로운 게 사실입니다. 그러나 지방 자체는 우리 몸에 꼭 필요한 영양소입니다.

땅콩

이쯤에서 어떻게 조리해야 하는지에 대해서 궁금하실 수 있습니다. 어떻게 조리하는지에 따라서 건강과 몸매 관리에 지대한 영향을 끼치기 때문입니다. 그렇다고 과하게 싱겁고 밍밍한 조리를 권장하지는 않습니다. 맛이 없는 식단은 오히려 오래 지속할 수 없는 이유가 되고 추후 그로 인해 요요가 생길 수 있습니다. 조리할 때 적당히 맛을 살려야 합니다. 그래야 오래 식단을 지속할 수 있습니다.

길을 가는 자 흥하리라

  누구나 새롭게 바뀐 삶을 꿈꿉니다. 이 책을 읽는 분이라면 멋지게 슈트를 입은 자신의 모습을 꿈꿀 것이고 이러한 변화된 모습에서 의미를 찾게 될 겁니다. 또한 변화의 과정 속에서 의미를 찾아 행복을 느낀다면 더할 나위 없이 좋을 겁니다.

  슈트라는 하나의 의류를 통해 여러분께 말하고자 했던 것은 건강한 식단과 바른 자세 그리고 옷태를 살려주는 볼륨감입니다. 이 세 가지 요소는 서로 다르지만 비슷한 영역을 관장하고 있으며 하나의 알고리즘 형태로 묶여 있습니다. 그리고 알고리즘의 중심에는 슈트가 존재합니다. 슈트는 이세 가지 요소들을 이어줌과 동시에 시너지 효과를 내게 합니다. 이는 슈트의 특수성에서 나오는 것이며, 개개의 중요성보다는 서로의 어우러짐이 중요함을 인지하셔야 합니다. 어느 하나만 열심히 관리한다고 해서 멋진 몸

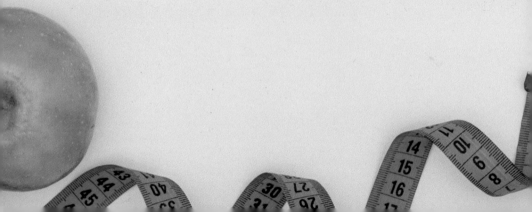

매가 되는 것이 아니고 세 가지 요소들이 조화를 이루어야 멋진 몸매가 됩니다.

이 세 가지 요소 이외에도 한 가지 더 필요한 요소가 있습니다. 바로 휴식입니다. 열심히 운동을 한 후에 제대로 된 휴식을 취하지 않는다면 그에 합당하는 효과를 기대하기 어렵습니다. 근육은 휴식을 해야 원활히 성장합니다. 같은 부위의 운동을 매일 반복하면 안 되는 이유가 바로 여기에 있습니다. 어떤 부위를 운동했다면 그 부위를 다시 운동하기 전까지 48~72시간의 휴식을 취해주셔야 합니다. 그래야 근육이 원활하게 성장합니다. 근육이 만들어지는 시점은 깊은 잠을 자는 단계입니다. 깊은 잠을 자지 못하고 뒤척인다면 제대로 된 휴식이라고 할 수 없습니다. 어렵게 식단을 지키고 운동을 하고도 휴식을 제대로 취하지 못해 근육을 효율적으로 만들어내지 못한다면 그보다 안타까울 수는 없습니다. 충분한 휴식을 통해 효율적으로 근육을 만들어야 합니다. 휴식은 멋진 몸매를 만들기 위해 필수적인 요소이며, 우리는 충분한 휴식을 통해 근육을 원활히 늘려나가야 합니다.

이 책을 다 읽었다면 이제 제가 할 일은 모두 끝난 셈입니다. 이 책을 가지고 어떤 결과를 만들지는 여러분의 몫입니다. 몸매를 관리하는 일에 있어 당사자의 마음가짐은 그 어떤 것보다 중요합니다. 아무리 훌륭한 서포트를 받는다고 해도 자신의 굳은 의지가 없다면 절대로 좋은 결과를 얻을 수 없습니다. 만약 현재 굳은 의지가 없다면 당장 시작하지 않아도 됩니다. 언제라도 좋습니다. 의지가 생겼을 때 다시 이 책을 열어 그 안의 내용들을 실천하시면 됩니다. 하지만 이것만은 확실합니다. 이 책을 읽고 실천하는 날이 늦어지면 늦어질수록 효과는 떨어질 겁니다. 나이를 먹을수록 운동효과가 눈에 띄게 떨어지기 때문에 하루라도 젊을 때 시작하셔야 합니다.

이 책을 정독한 당신은 완벽한 슈트핏을 만들기 위한 내용을 모두 알고 있는 셈입니다. 빠른 시일 내에 의지를 발휘해 보다 효과적인 관리를 실천하시고 이로 인해 새롭게 바뀐 삶으로의 도약에 성공하시기를 바랍니다.

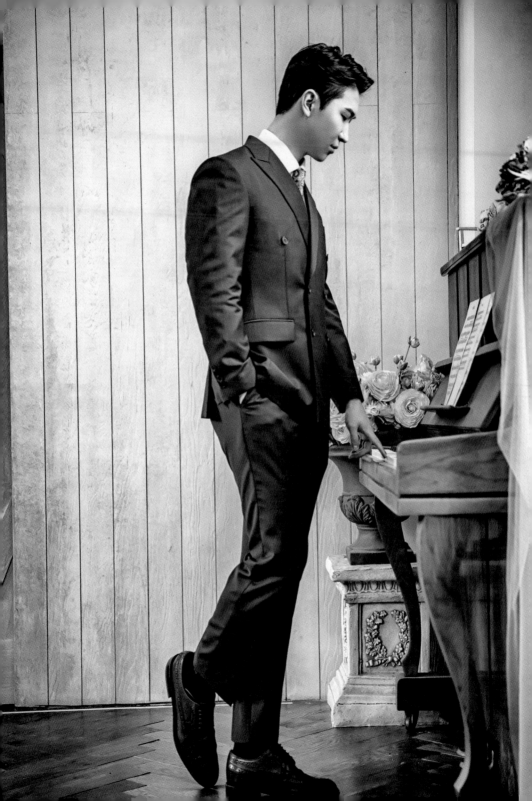

완벽한 슈트핏으로 첫 도약을 위한 4주 플래너

✓ 일단 4주!

운동을 할 때 꾸준히 하는 것만큼 효과적인 것은 없습니다. 일단 4주 프로그램을 달성해 보십시오. 4주 프로그램은 운동의 강도가 높지 않으며 누구나 조금의 시간만 투자하면 할 수 있습니다. 일단 4주를 잘 버텨낸 이후 강도를 조금씩 높이면서 운동해주신다면 효과는 배가 될 것입니다. '꾸준함'은 운동에서 빠질 수 없는 덕목입니다.

✓ 틀린 자세 체크하기

동작 중간중간에 보통 많이 틀리는 자세를 예시해놨습니다. 운동을 하는 도중 거울을 자주 보면서 틀린 자세를 체크해야 합니다. 틀린 자세로 운동을 하게 되면 특정 부위에 무리를 줄 수 있으며 그 동작의 운동효과가 떨어집니다. 운동의 효과를 높이고 관절을 보호하기 위해서는 바른 자세로 운동해야 합니다.

✓ 쉬는 시간은 1분을 넘기지 않기

쉬는 시간이 길면 안 된다는 것은 우리 모두 알고 있습니다. 하지만 지키는 사람은 별로 없습니다. 평소에는 바쁘다가 운동 중간 쉬는 시간에는 그렇게 느긋할 수 없습니다. 초시계를 가지고 타임을 설정하여 운동을 하는 것을 추천합니다. 쉬는 시간은 체력이 허락하는 한 짧으면 짧을수록 좋습니다.

✓ 컨디션에 따라 운동 강도 조절하기

정해진 틀에서 계획을 진행해나가는 것이 물론 좋지만 컨디션이 안 좋거나 시간이 부족하다면 무리해서 정해진 횟수, 세트, 유지 시간을 고집할 필요는 없습니다. 운동을 소홀히 하면 안 되지만 무리해서도 안 됩니다. 운동은 건강하고 행복하기 위해서 하는 것임을 명심하시기 바랍니다.

√ 운동 후 양질의 숙면

근육성장의 과정은 운동으로 근섬유에 상처를 내고 올바른 영양공급과 휴식을 통하여 상처 입은 근섬유를 한 단계 더 강인한 근섬유로 태어나게 하는 것입니다. 여기서 휴식 이란 숙면을 이야기 하는데, 숙면을 취할 때 근육의 회복과 재생능력이 활성화되게 됩니 다. 그러므로 양질의 숙면을 통해서 근 성장을 촉진시켜야 합니다.

√ 식단 예시

	아침	점심	저녁
	단백질 생선+계란 (둘이 합쳐서)	**단백질** 소고기	**단백질** 닭 가슴살
	야채 당근, 양배추, 시금치 (셋이 합쳐서)	**야채** 토마토, 가지 (둘이 합쳐서)	**야채** 브로콜리, 파프리카 (둘이 합쳐서)
	탄수화물 고구마	**탄수화물** 현미밥+과일 (둘이 합쳐서)	**탄수화물** 감자
	지방 아보카도	**지방** 아몬드	**지방** 브라질 너트

태는 첫 주 차에 결정된다

올바른 자세로 운동해야 이상적인 태를 만들 수 있습니다. 운동을 시작하는
첫 주 차의 운동 자세에 따라 앞으로의 태가 결정된다고 해도 과언이 아닙니다.

✓ CHECK

월요일	암 워킹 5회	1세트	2세트
	버피 테스트 5회	1세트	2세트
	점핑잭 30회	1세트	
	플랭크 30초	1세트	
화요일	스쿼트 8회	1세트	2세트
	와이드 스쿼트 8회	1세트	
	내로우 스쿼트 8회	1세트	
	런지 6회 (양다리 각각)	오른쪽	왼쪽
수요일	데드리프트 8회	1세트	2세트
	벤트오버 덤벨로우 8회	1세트	
	덤벨 숄더 프레스 8회	1세트	
	사이드 레터럴 레이즈 8회	1세트	
	벤트오버 레터럴 레이즈 8회	1세트	
목요일	굿모닝 익스텐션 8회	1세트	
	브릿지 8회	1세트	
	백킥 8회	1세트	
	레그레이즈 8회	1세트	
	크런치 8회	1세트	
	사이드 크런치 8회	1세트	

금요일	목 아래로 누르기 1회	1세트	2세트
	목 옆으로 당기기 1회	1세트	2세트
	목으로 바닥 밀기 2회	1세트	2세트
	엎드려 상체 올리기 2회	1세트	2세트
토요일	손으로 벽 짚고 몸통 돌리기 1회	1세트	2세트
	양손 등 뒤로 깍지 껴 팔 들어올리기 1회	1세트	2세트
	T자로 엎드려 팔 위로 들어올리기 4회	1세트	2세트
	바닥에 누워 흉부 열기 4회	1세트	2세트
일요일	한 주의 마무리		

MEMO

아직은 어색한 운동 자세에 익숙해지기

정확한 자세로 운동하고 있다고 생각하시겠지만 다시 한 번
잘못된 운동 자세를 확인하시고 정확한 운동 자세를 취해주시기 바랍니다.

√ CHECK

월요일	암 워킹 6회	1세트	2세트
	버피 테스트 6회	1세트	2세트
	점핑잭 35회	1세트	
	플랭크 35초	1세트	
화요일	스쿼트 10회	1세트	2세트
	와이드 스쿼트 10회	1세트	
	내로우 스쿼트 10회	1세트	
	런지 7회 (양다리 각각)	오른쪽	왼쪽
수요일	데드리프트 10회	1세트	2세트
	벤트오버 덤벨로우 10회	1세트	
	덤벨 숄더 프레스 10회	1세트	
	사이드 레터럴 레이즈 10회	1세트	
	벤트오버 레터럴 레이즈 10회	1세트	
목요일	굿모닝 익스텐션 10회	1세트	
	브릿지 10회	1세트	
	백킥 10회	1세트	
	레그레이즈 10회	1세트	
	크런치 10회	1세트	
	사이드 크런치 10회	1세트	

금요일	목 아래로 누르기 1회	1세트	2세트
	목 옆으로 당기기 1회	1세트	2세트
	목으로 바닥 밀기 3회	1세트	2세트
	엎드려 상체 올리기 3회	1세트	2세트
토요일	손으로 벽 짚고 몸통 돌리기 1회	1세트	2세트
	양손 등 뒤로 깍지 껴 팔 들어올리기 1회	1세트	2세트
	T자로 엎드려 팔 위로 들어올리기 6회	1세트	2세트
	바닥에 누워 흉부 열기 6회	1세트	2세트
일요일	한 주의 마무리		

MEMO

3주 차

응용동작 실시하기

운동 자세가 제법 익숙해졌다면 응용동작을 실시해보는 것이 좋습니다.

요일	동작	세트	세트
월요일	암 워킹 7회	1세트	2세트
	버피 테스트 7회	1세트	2세트
	점핑잭 40회	1세트	
	플랭크 40초	1세트	
화요일	스쿼트 12회	1세트	2세트
	와이드 스쿼트 12회	1세트	
	내로우 스쿼트 12회	1세트	
	런지 8회 (양다리 각각)	오른쪽	왼쪽
수요일	데드리프트 12회	1세트	2세트
	벤트오버 덤벨로우 12회	1세트	
	덤벨 숄더 프레스 12회	1세트	
	사이드 레터럴 레이즈 12회	1세트	
	벤트오버 레터럴 레이즈 12회	1세트	
목요일	굿모닝 익스텐션 12회	1세트	
	브릿지 12회	1세트	
	백킥 12회	1세트	
	레그레이즈 12회	1세트	
	크런치 12회	1세트	
	사이드 크런치 12회	1세트	

금요일	목 아래로 누르기 1회	1세트	2세트	3세트
	목 옆으로 당기기 1회	1세트	2세트	3세트
	목으로 바닥 밀기 3회	1세트	2세트	
	엎드려 상체 올리기 3회	1세트	2세트	
토요일	손으로 벽 짚고 몸통 돌리기 1회	1세트	2세트	3세트
	양손 등 뒤로 깍지 껴 팔 들어올리기 1회	1세트	2세트	3세트
	T자로 엎드려 팔 위로 들어올리기 6회	1세트	2세트	
	바닥에 누워 흉부 열기 6회	1세트	2세트	
일요일	한 주의 마무리			

MEMO

태의 기본기 완성

운동 자세가 어느 정도 정착되는 시기로 태를 완성시키기 위한
기본기가 완성되는 시점입니다.

√ CHECK

요일	운동	세트	세트
월요일	암 워킹 8회	1세트	2세트
	버피 테스트 8회	1세트	2세트
	점핑잭 45회	1세트	
	플랭크 45초	1세트	
화요일	스쿼트 14회	1세트	2세트
	와이드 스쿼트 14회	1세트	
	내로우 스쿼트 14회	1세트	
	런지 9회 (양다리 각각)	오른쪽	왼쪽
수요일	데드리프트 14회	1세트	2세트
	벤트오버 덤벨로우 14회	1세트	
	덤벨 숄더 프레스 14회	1세트	
	사이드 레터럴 레이즈 14회	1세트	
	벤트오버 레터럴 레이즈 14회	1세트	
목요일	굿모닝 익스텐션 14회	1세트	
	브릿지 14회	1세트	
	백킥 14회	1세트	
	레그레이즈 14회	1세트	
	크런치 14회	1세트	
	사이드 크런치 14회	1세트	

금요일	목 아래로 누르기 1회	1세트	2세트	3세트
	목 옆으로 당기기 1회	1세트	2세트	3세트
	목으로 바닥 밀기 4회	1세트	2세트	
	엎드려 상체 올리기 4회	1세트	2세트	
토요일	손으로 벽 짚고 몸통 돌리기 1회	1세트	2세트	3세트
	양손 등 뒤로 깍지 껴 팔 들어올리기 1회	1세트	2세트	3세트
	T자로 엎드려 팔 위로 들어올리기 8회	1세트	2세트	
	바닥에 누워 흉부 열기 8회	1세트	2세트	
일요일	한 주의 마무리			

MEMO

핸드 다이어트 식단

√ CHECK

월요일	☐ 단백질	☐ 단백질	☐ 단백질
	☐ 야채	☐ 야채	☐ 야채
	☐ 탄수화물	☐ 탄수화물	☐ 탄수화물
	☐ 지방	☐ 지방	☐ 지방
화요일	☐ 단백질	☐ 단백질	☐ 단백질
	☐ 야채	☐ 야채	☐ 야채
	☐ 탄수화물	☐ 탄수화물	☐ 탄수화물
	☐ 지방	☐ 지방	☐ 지방
수요일	☐ 단백질	☐ 단백질	☐ 단백질
	☐ 야채	☐ 야채	☐ 야채
	☐ 탄수화물	☐ 탄수화물	☐ 탄수화물
	☐ 지방	☐ 지방	☐ 지방
목요일	☐ 단백질	☐ 단백질	☐ 단백질
	☐ 야채	☐ 야채	☐ 야채
	☐ 탄수화물	☐ 탄수화물	☐ 탄수화물
	☐ 지방	☐ 지방	☐ 지방

금요일	□ 단백질 □ 야채 □ 탄수화물 □ 지방	□ 단백질 □ 야채 □ 탄수화물 □ 지방	□ 단백질 □ 야채 □ 탄수화물 □ 지방
토요일	□ 단백질 □ 야채 □ 탄수화물 □ 지방	□ 단백질 □ 야채 □ 탄수화물 □ 지방	□ 단백질 □ 야채 □ 탄수화물 □ 지방
일요일	□ 단백질 □ 야채 □ 탄수화물 □ 지방	□ 단백질 □ 야채 □ 탄수화물 □ 지방	□ 단백질 □ 야채 □ 탄수화물 □ 지방

MEMO

핸드 다이어트 식단

월요일	☐ 단백질	☐ 단백질	☐ 단백질
	☐ 야채	☐ 야채	☐ 야채
	☐ 탄수화물	☐ 탄수화물	☐ 탄수화물
	☐ 지방	☐ 지방	☐ 지방
화요일	☐ 단백질	☐ 단백질	☐ 단백질
	☐ 야채	☐ 야채	☐ 야채
	☐ 탄수화물	☐ 탄수화물	☐ 탄수화물
	☐ 지방	☐ 지방	☐ 지방
수요일	☐ 단백질	☐ 단백질	☐ 단백질
	☐ 야채	☐ 야채	☐ 야채
	☐ 탄수화물	☐ 탄수화물	☐ 탄수화물
	☐ 지방	☐ 지방	☐ 지방
목요일	☐ 단백질	☐ 단백질	☐ 단백질
	☐ 야채	☐ 야채	☐ 야채
	☐ 탄수화물	☐ 탄수화물	☐ 탄수화물
	☐ 지방	☐ 지방	☐ 지방

금요일	□ 단백질	□ 단백질	□ 단백질
	□ 야채	□ 야채	□ 야채
	□ 탄수화물	□ 탄수화물	□ 탄수화물
	□ 지방	□ 지방	□ 지방
토요일	□ 단백질	□ 단백질	□ 단백질
	□ 야채	□ 야채	□ 야채
	□ 탄수화물	□ 탄수화물	□ 탄수화물
	□ 지방	□ 지방	□ 지방
일요일	□ 단백질	□ 단백질	□ 단백질
	□ 야채	□ 야채	□ 야채
	□ 탄수화물	□ 탄수화물	□ 탄수화물
	□ 지방	□ 지방	□ 지방

MEMO

핸드 다이어트 식단

월요일	□ 단백질	□ 단백질	□ 단백질
	□ 야채	□ 야채	□ 야채
	□ 탄수화물	□ 탄수화물	□ 탄수화물
	□ 지방	□ 지방	□ 지방
화요일	□ 단백질	□ 단백질	□ 단백질
	□ 야채	□ 야채	□ 야채
	□ 탄수화물	□ 탄수화물	□ 탄수화물
	□ 지방	□ 지방	□ 지방
수요일	□ 단백질	□ 단백질	□ 단백질
	□ 야채	□ 야채	□ 야채
	□ 탄수화물	□ 탄수화물	□ 탄수화물
	□ 지방	□ 지방	□ 지방
목요일	□ 단백질	□ 단백질	□ 단백질
	□ 야채	□ 야채	□ 야채
	□ 탄수화물	□ 탄수화물	□ 탄수화물
	□ 지방	□ 지방	□ 지방

금요일	☐ 단백질	☐ 단백질	☐ 단백질
	☐ 야채	☐ 야채	☐ 야채
	☐ 탄수화물	☐ 탄수화물	☐ 탄수화물
	☐ 지방	☐ 지방	☐ 지방
토요일	☐ 단백질	☐ 단백질	☐ 단백질
	☐ 야채	☐ 야채	☐ 야채
	☐ 탄수화물	☐ 탄수화물	☐ 탄수화물
	☐ 지방	☐ 지방	☐ 지방
일요일	☐ 단백질	☐ 단백질	☐ 단백질
	☐ 야채	☐ 야채	☐ 야채
	☐ 탄수화물	☐ 탄수화물	☐ 탄수화물
	☐ 지방	☐ 지방	☐ 지방

MEMO

핸드 다이어트 식단

✓ CHECK

월요일	□ 단백질	□ 단백질	□ 단백질
	□ 야채	□ 야채	□ 야채
	□ 탄수화물	□ 탄수화물	□ 탄수화물
	□ 지방	□ 지방	□ 지방
화요일	□ 단백질	□ 단백질	□ 단백질
	□ 야채	□ 야채	□ 야채
	□ 탄수화물	□ 탄수화물	□ 탄수화물
	□ 지방	□ 지방	□ 지방
수요일	□ 단백질	□ 단백질	□ 단백질
	□ 야채	□ 야채	□ 야채
	□ 탄수화물	□ 탄수화물	□ 탄수화물
	□ 지방	□ 지방	□ 지방
목요일	□ 단백질	□ 단백질	□ 단백질
	□ 야채	□ 야채	□ 야채
	□ 탄수화물	□ 탄수화물	□ 탄수화물
	□ 지방	□ 지방	□ 지방

금요일	☐ 단백질	☐ 단백질	☐ 단백질
	☐ 야채	☐ 야채	☐ 야채
	☐ 탄수화물	☐ 탄수화물	☐ 탄수화물
	☐ 지방	☐ 지방	☐ 지방
토요일	☐ 단백질	☐ 단백질	☐ 단백질
	☐ 야채	☐ 야채	☐ 야채
	☐ 탄수화물	☐ 탄수화물	☐ 탄수화물
	☐ 지방	☐ 지방	☐ 지방
일요일	☐ 단백질	☐ 단백질	☐ 단백질
	☐ 야채	☐ 야채	☐ 야채
	☐ 탄수화물	☐ 탄수화물	☐ 탄수화물
	☐ 지방	☐ 지방	☐ 지방

MEMO

마흔을 완성하는
남자의 완벽한 슈트핏

1판 1쇄 발행 2019년 2월 25일

지은이 조민해

기획 정연우
책임편집 김시경
디자인 홍민지
마케팅 정성훈

펴낸곳 아이콘북스
주소 서울시 강서구 마곡중앙로 161-8, A동 1003호 (마곡동, 두산더랜드파크)
전화 070-7582-3382
팩스 02-325-9957
이메일 info@iconbooks.co.kr
홈페이지 www.iconbooks.co.kr
페이스북 www.facebook.com/iconbooksclub

ⓒ 아이콘북스 2019
ISBN 978-89-97107-47-6 (13510)

• 잘못된 책은 바꿔 드립니다.
• 책값은 뒤표지에 있습니다.

아이콘북스는 독자 여러분의 다양한 아이디어와
원고 투고를 설레는 마음으로 기다리고 있습니다.
보내실 곳 : info@iconbooks.co.kr